医生很忙没细说丛书

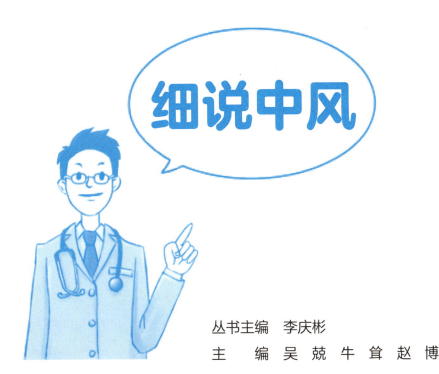

细说中风

丛书主编 李庆彬
主　编 吴兢 牛耸 赵博

电子工业出版社
Publishing House of Electronics Industry
北京·BEIJING

未经许可，不得以任何方式复制或抄袭本书之部分或全部内容。
版权所有，侵权必究。

图书在版编目（CIP）数据

细说中风/吴兢，牛耸，赵博主编．—北京：电子工业出版社，2019.7
（医生很忙没细说丛书/李庆彬主编）
ISBN 978-7-121-36971-1

Ⅰ.①细… Ⅱ.①吴…②牛…③赵… Ⅲ.①中风—防治—普及读物 Ⅳ.①R743.3-49

中国版本图书馆CIP数据核字(2019)第123155号

责任编辑：王梦华
印　　刷：三河市华成印务有限公司
装　　订：三河市华成印务有限公司
出版发行：电子工业出版社
　　　　　北京市海淀区万寿路173信箱　邮编：100036
开　　本：720×1000　1/16　印张：13.75　字数：181千字
版　　次：2019年7月第1版
印　　次：2019年7月第1次印刷
定　　价：78.00元

凡所购买电子工业出版社图书有缺损问题，请向购买书店调换。若书店售缺，请与本社发行部联系，联系及邮购电话：(010) 88254888，88258888。
质量投诉请发邮件至zlts@phei.com.cn，盗版侵权举报请发邮件至dbqq@phei.com.cn。
本书咨询联系方式：QQ 375096420。

编委名单

丛书主编 李庆彬（北京中医药大学东直门医院）

主　　编 吴　兢（北京中医药大学东直门医院）
　　　　　　牛　笙（北京中医药大学东直门医院）
　　　　　　赵　博（北京中医药大学东直门医院）

副 主 编 孙立满（北京中医药大学东直门医院）
　　　　　　裴雪梅（北京中医药大学东直门医院）
　　　　　　刘言祥（北京中医药大学东直门医院）
　　　　　　刘嫦亮（北京市通州区中西医结合医院）

绘　　图 徐雯琰（北京中医药大学东直门医院）

前　言

中风是一种常见病，发病率高、致残率高、致死率高，给患者及家庭都带来很大的负担。

编者在临床工作中发现，患者对于识别中风、预防中风、治疗中风以及中风的预后等各个环节，都存在许多的问题。"为什么我得了中风""为什么我比别人重""为什么我不能溶栓""为什么我用了这么贵的溶栓药结果没有治好"……这些问题困扰着患者及其家属，使他们十分恐慌、手足无措。而医生在治疗过程中，也需要抽出大量的时间和精力普及各种知识，有时甚至因为沟通困难，错过了最佳的治疗时机。

让读者真正了解中风，理解医生的意图，积极配合治疗，使患者的利益最大化，是我们写这本书的初衷。本书以深入浅出的形式介绍患者及家属急需知道的事，回答相关问题，说出了医生最想告诉患者但又没时间当面细说的话。

第一章、第二章主要介绍中风究竟是怎样一种疾病、中风使人脑发生了怎样的变化、中风的分期等，为患者真正了解中风打下基础。第三章、第四章介绍了中风的早期识别、发生中风后该怎么做、怎么配合医生治疗等。第五章针对中风的病因逐一介绍并讲解如何防治。

本书出自一线临床医生之手，旨在搭建一座沟通患者和医生的桥梁，彼此协作，共同抵抗疾病。

吴兢　牛耸　赵博

2019 年 3 月

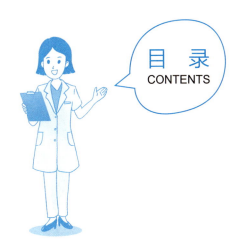

目录 CONTENTS

第 1 章 Chapter 01　中风早发现

1　引　言 / 002

2　急性起病 / 003

3　偏瘫或偏身麻木 / 007

　（1）偏侧 / 007

　（2）瘫痪 / 008

　（3）麻木 / 011

4　口齿不清 / 014

5　口舌歪斜 / 017

6　中风的其他症状 / 020

　（1）视野障碍 / 020

　（2）复视 / 022

　（3）运动失调 / 023

　（4）呛咳 / 025

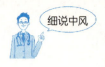
细说中风

　　　　　　（5）眩晕 / 025

　　　　　　（6）健忘 / 026

　　　　　　（7）精神状况发生变化 / 026

　　　　7　警惕中风先兆 / 027

第 2 章 中风是种什么病
Chapter
--- 02 ---

1　引　言 / 032

2　中风是个中医病名 / 033

3　西医说中风 1——脑卒中 / 034

4　西医说中风 2——脑梗死 / 038

5　西医说中风 3——短暂性脑缺血发作 / 041

6　西医说中风 4——脑出血 / 045

7　脑卒中的发病率及危害 / 046

第 3 章 大脑的日常与病变
Chapter
--- 03 ---

1　引　言 / 050

2　脑组织如树叶，脑血管如树枝 / 050

　　（1）以树论人脑 / 050

　　（2）人脑的基本解剖结构 / 052

　　（3）人脑的血管 / 058

3　脑梗死——时间就是大脑 / 062

4　脑梗死——不同分型带来不同预后 / 068

5　脑梗死——三个分期 / 076

目录

  （1）脑梗死急性期 / 076

  （2）脑梗死恢复期 / 078

  （3）脑梗死后遗症期 / 080

6 中医说中风 / 081

  （1）中风如何形成 / 081

  （2）中风的分类 / 083

第 4 章 Chapter 04　应对中风来袭

1 引　言 / 088

2 中风的院前应对策略 / 089

  （1）迅速识别中风 / 089

  （2）迅速拨打急救电话（120 或 999）/ 090

  （3）不要乱吃降压药，正确搬运患者 / 091

3 急诊就医不慌乱 / 093

4 发病时间很重要 / 095

5 诊断的指向标——头颅 CT / 097

6 脑梗死急性期最重要的治疗——血管再通治疗 / 099

  （1）静脉溶栓治疗 / 100

  （2）血管内治疗 / 104

7 脑梗死急性期的二级预防 / 105

  （1）寻找和控制危险因素 / 106

  （2）药物治疗的"三大基石" / 108

8 脑梗死恢复期的康复治疗 / 110

9 中风的中药治疗 / 114

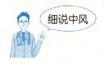
细说中风

(1) 中西药并用效果好 / 114

(2) 辨证论治是关键 / 114

10　中风的耳穴治疗 / 116

11　中风的穴位贴敷治疗 / 117

12　中风的针灸治疗 / 117

(1) 调和阴阳 / 118

(2) 扶正祛邪 / 119

(3) 疏通经络 / 119

第 5 章 Chapter 05　中风的"坏帮手"——并发症

1　引　言 / 124

2　脑　疝 / 125

3　梗死后出血 / 129

4　肺部感染 / 131

5　消化道出血 / 135

6　下肢静脉血栓 / 140

7　症状性癫痫 / 143

8　卒中后抑郁 / 146

第 6 章 Chapter 06　中风的危险因素及防治

1　引　言 / 156

2　中风早预防 / 157

(1) 什么是中风的危险因素 / 157

（2）中风可以预防吗 / 158

（3）预防中风，从每一天做起 / 160

3　中风的危险因素——高血压 / 161

（1）高血压与中风 / 161

（2）高血压的分类 / 161

（3）为什么会发生高血压 / 161

（4）高血压的诊断 / 162

（5）高血压的临床表现 / 163

（6）高血压的非药物治疗 / 165

（7）高血压降压治疗的用药原则 / 170

（8）患者关于降压治疗的相关疑问 / 172

4　中风的危险因素——血脂异常 / 178

（1）血脂主要包含哪几项 / 178

（2）什么是血脂异常 / 178

（3）"坏"胆固醇是造成动脉粥样硬化的元凶 / 178

（4）"好"胆固醇可以保护血管 / 179

（5）引起血脂异常的主要原因有哪些 / 179

（6）血脂异常的饮食治疗 / 180

（7）常见的降脂食品有哪些 / 181

（8）血脂异常的药物治疗——他汀类药物 / 182

（9）关于降脂治疗的相关疑问 / 183

5　中风的危险因素——糖尿病 / 186

（1）糖尿病与中风 / 186

（2）糖尿病的分类 / 187

（3）2型糖尿病的病因 / 188

（4）糖尿病的诊断 / 188

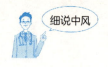

  （5）糖尿病的非药物治疗 / 189

  （6）糖尿病的药物治疗 / 191

  （7）血糖的自我监测 / 192

  （8）切忌饮食、运动不规律 / 193

6 中风的危险因素——心房颤动 / 193

  （1）什么是心房颤动 / 193

  （2）为什么会发生心房颤动 / 194

  （3）心房颤动与中风 / 196

  （4）心房颤动的治疗 / 197

  （5）抗凝药的利弊 / 197

7 中风的危险因素——肥胖 / 198

  （1）胖子的悲剧 / 198

  （2）肥胖的标准 / 199

  （3）少吃、多运动——减肥的不二法门 / 200

  （4）药物减肥 / 201

8 中风的危险因素——不良生活习惯 / 201

  （1）吸烟，吸掉的是健康 / 201

  （2）饮酒，越少越好 / 205

  （3）请珍惜睡眠时间 / 206

9 中风的危险因素——精神心理因素 / 207

10 中风的危险因素——难以干预的危险因素 / 209

  （1）年龄 / 209

  （2）性别 / 210

  （3）种族 / 210

  （4）地理及气候因素 / 210

  （6）遗传因素 / 210

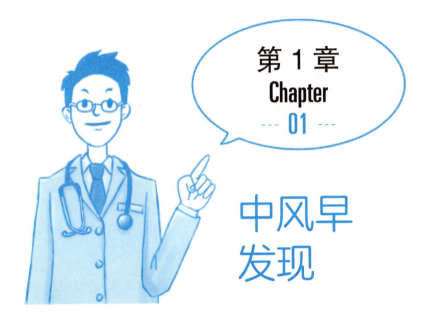

第 1 章
Chapter 01

中风早发现

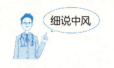

细说中风

1 引言

依旧是一个阳光明媚的清晨,老张、老王几个人如约来到了北海公园的五龙亭,一起晨练。几个人都是乐器爱好者,所以退休后组成了乐器队,每天来北海公园一起消遣娱乐。

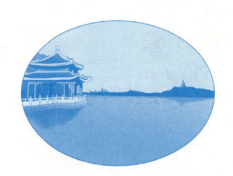

"哎?都7点了,老李怎么还不来啊?"老张一边拿出自己的乐器,一边问道。

"嘿,你还不知道吧!老李中风了!"老王赶忙说,"说昨天中午就不太舒服,晕晕乎乎,左手有点笨,也没在意。结果晚上左边身子就动不了了,现在在医院住院呢!"

"呦,这怎么话儿说的,老李是咱们几个里面看着最壮实的,怎么就中风了?"老张惋惜地说。

"大夫说了,要是来得早还有治愈的可能,现在只能慢慢调养了,估计以后站起来都悬了……"老王叹口气说道。

老张望着远处的白塔,说"以后想再和老李一起演奏,怕是不能了……"

这就是中风,来得快,却走得慢。

一个美好的家庭,一个好伙伴,都可能因为这突如其来的疾病,失去了往日的祥和和平静。

由于中风的特点是越早治疗越有意义,所以早期识别对于我们来说就十分重要。

第 1 章 // 中风早发现

这一章的主要内容就是教您如何在第一时间,发现这个坏东西——"中风"。

2 急性起病

"您好,我是急诊科,脑病科二线医生请来一趟。这里有中风患者,突发右侧肢体活动不利 2 小时。"

我们脑病科医生经常会接到类似的紧急电话。

中风,是脑病科最常见的急病之一,无论是病理特点、发病特点还是治疗原则,"急"这个特点贯穿始终。如果想了解这种疾病,及早认出这个影响我们身体健康的"坏东西",就要首先抓住"急"这个字。

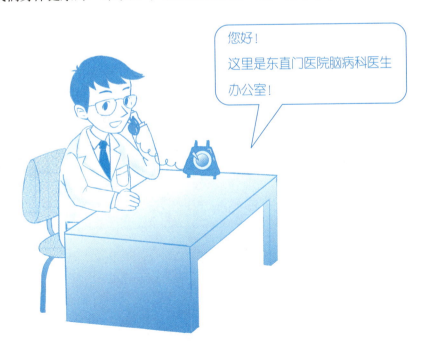

您好!
这里是东直门医院脑病科医生办公室!

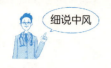 细说中风

下面是中风患者形容自己发病过程时,我们常听到的描述:

早晨起床还好好的,出去散步的时候突然觉得右腿没劲,走路一个劲往右偏。

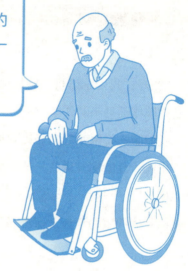

中午吃饭的时候还好好的,结果吃完饭就突然流口水,后来喝水总呛。

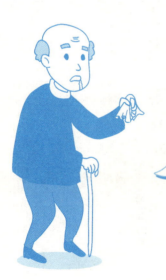

第 1 章 // 中风早发现

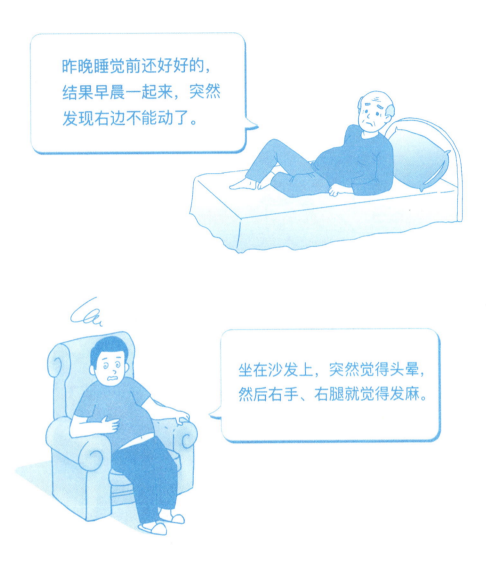

通过上面几个例子，我们不难发现，中风的临床症状多种多样，有肢体运动不灵活，专业术语叫运动系统受损；有发麻、发木，这是感觉系统受损；有饮水呛咳、言语不清、看东西双影，这是脑神经受损。

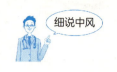
细说中风

大脑支配了人类所有的行为、感觉，我们的一言一行，我们的视觉、触觉、嗅觉等都是受大脑控制的。所以，当不同区域的脑组织受到损伤后，就会出现不同的症状。

临床症状虽然多种多样，但中风却有一个共同的特点，那就是"急"。就像上面例子最常出现的一个词——"突然"。

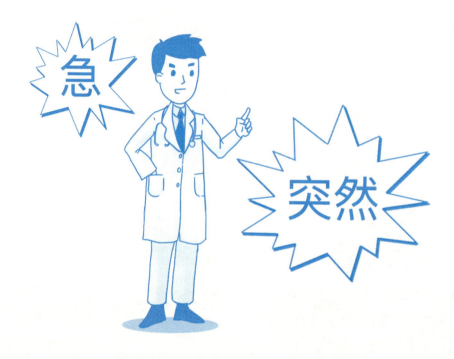

专业术语叫急性起病。通俗讲，就是症状来得十分突然。前一秒可能还一切如常，下一秒不适就会突然来袭。

与急性起病相对应，临床常见的发病特点还有慢性起病的情况。有些症状可能是不知不觉中出现的，比如有的患者因为肢体麻木来就诊，但无法具体指出从哪天开始麻木，大多感觉是不知不觉之间出现的。那么这种起病特点就不符合中风的情况。

所以，如果说给中风贴一个标签的话，那么第一个就是"急"。急性起病，突然发病，是识别中风的第一个要点。

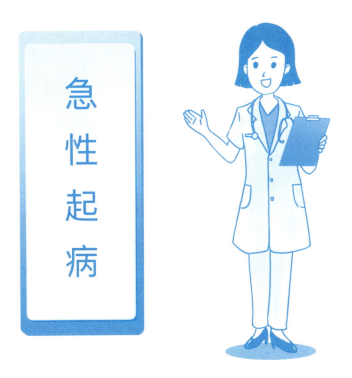

3 偏瘫或偏身麻木

偏瘫和偏身麻木是中风最常见的两种症状。

（1）偏侧

无论是偏瘫还是偏身麻木，最需要掌握的要点是"偏侧"。

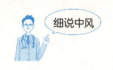

所谓偏侧,就是指身体的不适症状集中在或左或右的一侧,比如左胳膊和左腿麻木无力,或者右胳膊和右腿麻木无力,或者说一侧的头面部麻木等。如果突然出现整张脸都麻木或者双下肢麻木无力,医生通常是不考虑中风的。

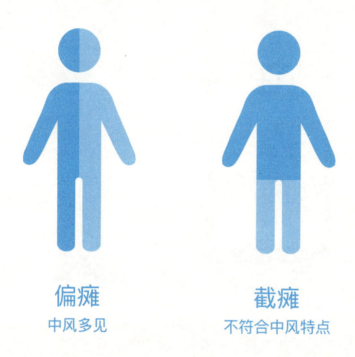

偏瘫
中风多见

截瘫
不符合中风特点

(2) 瘫痪

瘫痪是中风常见的症状之一,是因为大脑的损伤影响到了支配运动的功能。比如突然出现一侧胳膊无力,抬不起来;或者一只手突然没有力气,握不住东西,拿着的东西突然掉落。再如出现一侧腿无力,抬不起来,走路不稳,向一侧偏斜,或者根本无力站起来。

在这里,介绍几个简单的方法,来检查患者有没有偏瘫。

第 1 章 // 中风早发现

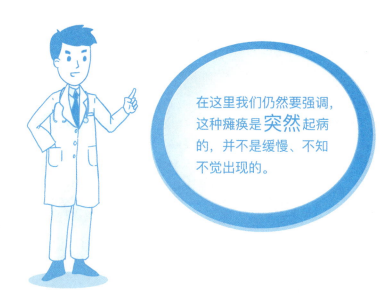

上肢：患者站位或坐位，闭目，双上肢向前平举，持续数分钟；或者让患者仰卧位，闭目，双上肢向上抬起 45°伸直，持续数分钟。如果发现双上肢抬举高度不一致，一高一低，下落的胳膊就可能是偏瘫。

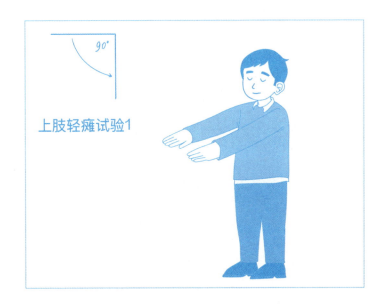

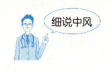

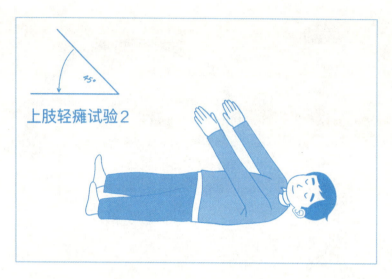

下肢：患者仰卧位，两腿自然伸直，偏瘫侧下肢呈外展外旋位。也就是说，平躺时发现两只脚总有一只往外撇，那这侧可能就发生偏瘫了。

患者仰卧位，双下肢举起，膝、髋关节均屈曲成直角，持续数分钟。正常状态下，两条腿举起高度应该一样，如果总有一条腿较低或者较先向下落，那这侧就可能存在偏瘫。

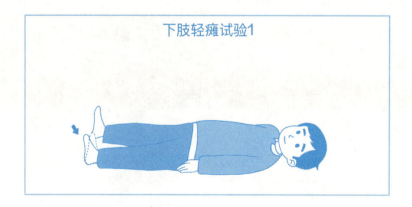

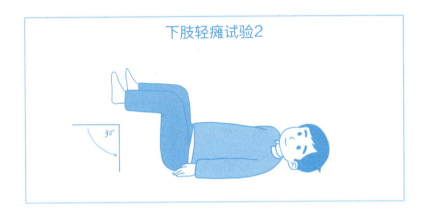

（3）麻木

麻木是感觉障碍的一种，通常是指一种麻酥酥的感觉，类似长时间坐着导致脚部麻木的感觉。

中风时出现的麻木表现也是偏侧的，比如半边脸、胳膊、腿麻木，甚至丧失感觉。

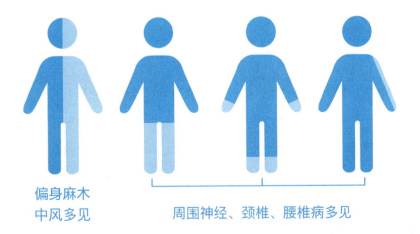

偏身麻木
中风多见

周围神经、颈椎、腰椎病多见

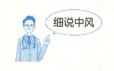

颈椎病、腰椎病也经常会出现肢体麻木，但其麻木范围常是单条胳膊或单条腿，且多与颈部劳累、颈部活动、腰部活动有关。与中风的发作特点相比，这类肢体麻木多在不知不觉中出现，而非突然出现。以上所说只是疾病的一般特点，具体鉴别还是需要医生来进行。

上面说的麻木只是感觉障碍的一种，大脑受到损伤的部位不同，会有不同的感觉障碍。

大体来说，感觉障碍可以分为刺激性症状和抑制性症状两大类。

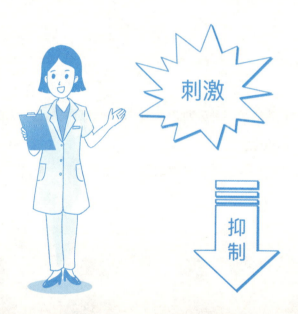

刺激性症状主要指感觉过敏，即便仅给予轻微刺激也会引起强烈感觉。也包括在无外界刺激时发生的异常感觉，如麻木、蚁走感、灼热感等。

抑制性症状是指由于感觉通路被破坏而出现的感觉减退或缺失，如患者感觉不到针扎，或者感觉很迟钝。

医生通常会用针尖轻刺患者两侧身体的皮肤，进行左右对比，观察两侧痛觉程度是否对称。

第1章 // 中风早发现

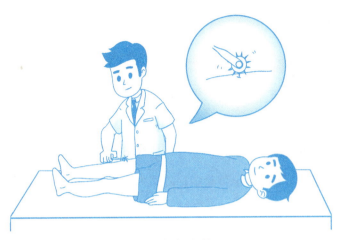

针刺痛觉查体

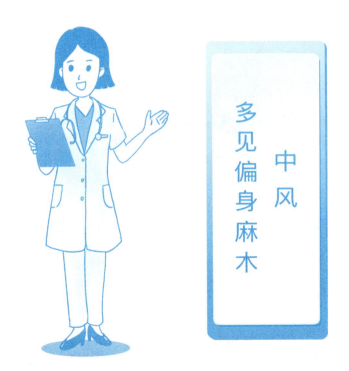

中风多见偏身麻木

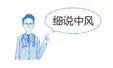

细说中风

4 口齿不清

口齿不清是一种言语障碍。顾名思义,就是说话不清晰,专业术语叫构音障碍。

不过,每个人说话的语调、发音、清晰度本身就可能有差别。比如有的人天生说话就不太清晰,也就是俗称的"大舌头"。

所以,识别口齿不清,主要是依靠患者自己与自己正常时比较。

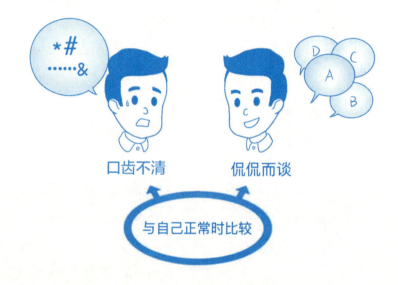

患者自己会觉得舌头不灵活、发僵,旁人听起来也没有以前说话那么清晰。严重时可能因为发音不清而无法与人正常沟通。

除了构音障碍(口齿不清)外,还有一种言语障碍叫失语,也是中风患者常见的症状。失语鉴别起来很简单。构音障碍是指发音不清晰,而失语是发音相对清晰,但是却出现了语言沟通障碍。失语可分为感觉性失语和运动性失语。

第1章 // 中风早发现

言语障碍	构音障碍	
	失语	感觉性失语
		运动性失语

感觉性失语是指患者无法理解别人说的话，常答非所问，语言流利，语量较多，但错语和赘语较多，他人往往难以理解。

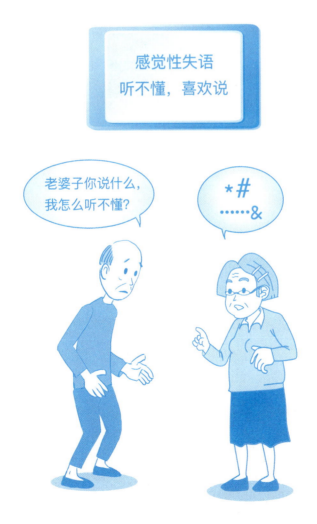

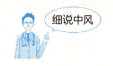

运动性失语是患者听得懂别人的话,但是表达困难,主要表现为说话费力,不流利,语量稀少,想不起合适的词语。

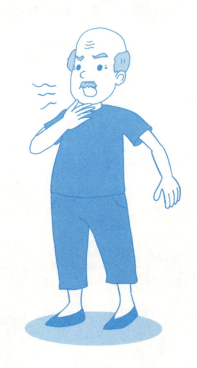

无论是构音障碍还是失语,都属于中风常见的症状,一旦出现需要马上就诊。

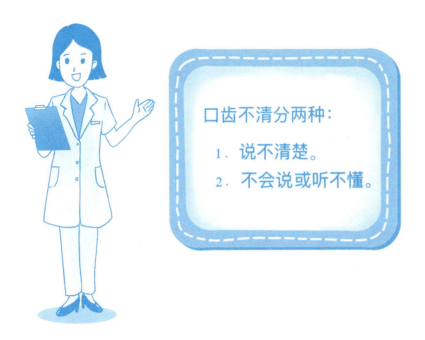

口齿不清分两种：
1. 说不清楚。
2. 不会说或听不懂。

5 口舌歪斜

人体每一块肌肉的运动、每一寸皮肤的痛感，都是与大脑有关的。

一侧胳膊及腿上的肌肉因为中风而不受大脑控制，就会出现偏瘫。面部的肌肉也是一样的。

我们可以微笑，可以闭眼，可以龇牙，可以鼓嘴，都是靠控制面肌来实现的。当大脑中负责面肌的脑神经损伤丧失功能，面肌也会瘫痪，出现口角歪斜。

而负责让舌头伸出来的肌肉瘫痪后，就会出现伸出的舌头偏斜。

如果症状比较严重，一侧的口角会明显下垂、流口水。症状不是非常明

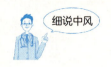

显时，可以对着镜子微笑，并试一试说"茄子"，检查面部表情是否左右对称，或一侧的面颊和口角是否歪斜。

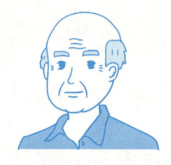 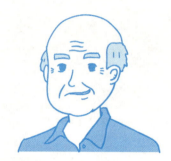

临床上通常是这样检查患者有没有口舌歪斜的：

让患者面对医生直视前方。

第一步：抬眉毛，看看左右额纹是不是对称。

第二步：龇牙，看看鼻唇沟（鼻翼两侧至嘴角两侧，俗称法令纹）是不是深浅对称。

第三步：吹气鼓腮，看看嘴能不能鼓圆，把气憋住。

第四步：伸舌头，看看舌头是不是歪的。

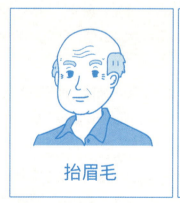

抬眉毛

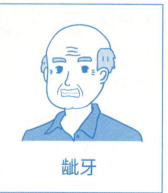

龇牙

第1章 // 中风早发现

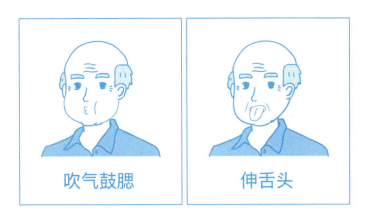

通过这样的检查，可以发现患者有没有面瘫；如果有面瘫的话，同时还可以鉴别是中枢性面瘫还是周围性面瘫。

中枢性面瘫和周围性面瘫主要的区别就是第一步：看额纹是否对称。如果两侧额纹正常对称，就是中枢性面瘫；额纹不对称，就是周围性面瘫。

说到这里，好像有点太过专业。其实通俗讲，大脑就是中枢，末梢的神经就是周围神经。我们要讲的中风就是大脑出现了损伤，所以多是中枢性面瘫。而面神经炎影响的是面神经，自然就是周围性面瘫。

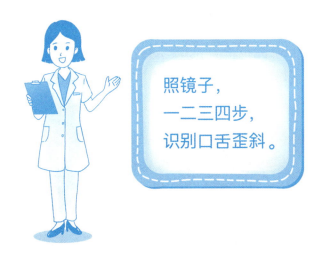

照镜子，
一二三四步，
识别口舌歪斜。

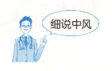

当然，也有少数中风的患者也会表现为周围性面瘫。所以只要出现面瘫就应该去医院，至于鉴别是哪种面瘫、该怎么治疗，都应该交给医生。

6 中风的其他症状

前面介绍的偏瘫、麻木、口齿不清、口舌歪斜是中风患者最常见的症状。但临床上，中风患者的症状多种多样。大脑就像一个总司令一样，我们会看、会说、会思考问题、有记忆，都是靠大脑指挥的。所以，大脑相应的功能区受到损伤，就会带来相应的症状。

中风常见的症状还有以下这些。

（1）视野障碍

笔者在临床工作中曾遇到一个中风患者，他在开车过程中，忽然看不到左侧的路面了，之后发生了车祸。这种症状就属于视野缺损。

视野缺损是指视野范围受损。视野是眼球不动，向前注视一点，所能看到的空间范围。

正常视野

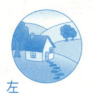
左

右

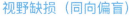

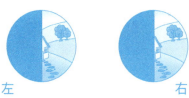

中风常见的视野障碍是偏盲，指一侧或双侧眼睛正常视野中有一半视野缺损（如上图），这种情况会严重影响患者的生活，在开车等情况下发生时尤其危险。

但视野缺损是多种多样的，这与我们视神经的传导通路有关(如下图)。无论是哪种视野缺损，一旦出现，都应该第一时间到眼科和神经内科就诊，以争取治疗时机，防止病情进一步发展。

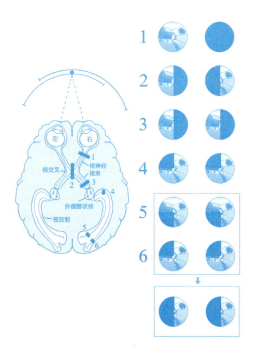

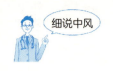

临床患者常常这样表述，走路的时候一侧的东西看不到，走路会跑偏。发现这种症状的时候不能忽视，需要及时就诊。

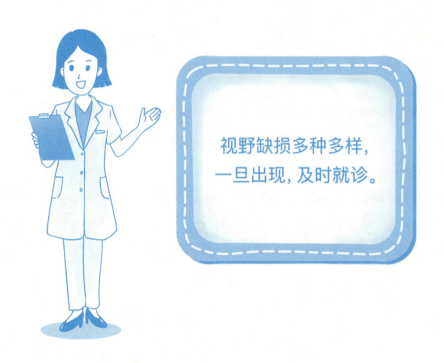

视野缺损多种多样，一旦出现，及时就诊。

（2）复视

眼球可以上、下、左、右转动是靠大脑支配的，协调两边眼球一起活动也是靠大脑。所以，当一侧眼球活动异常，或者两侧眼球活动不协调的时候，就会出现复视（看东西有双影）。

如果突然出现看东西有双影，首先要做的是捂住一只眼睛，如果另一只眼睛也是双影，多半是眼科疾病（如散光、花眼等）；如果另一只眼睛没有双影，而两只眼睛同时看才会出现双影，那么可能就是中风了。

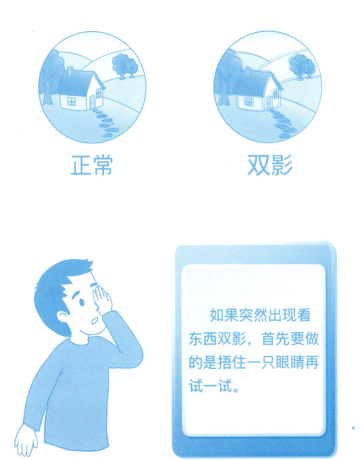

（3）运动失调

我们常会说某人笨手笨脚，身体协调能力差，主要指的是协调能力障碍，尽管肌肉没有异常，也不能很好地进行复杂运动。运动通常取决于几块肌肉的协调合作，是通过来自肌肉、关节等的深部感觉和小脑、大脑、眼、前庭器官的作用来进行调节的。某一部位受损，就可表现出运动失调的症

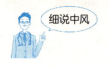

状，这种情况在行走时特别明显。

临床上常见到患者这样形容自己的症状：

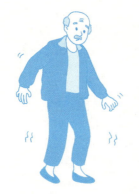

我像喝醉酒一样，就是走不稳。

我四肢都很有劲，就是走路往一边偏。

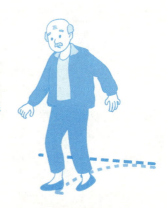

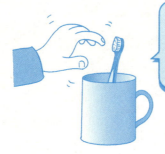

握手握着挺有劲，就是拿不准东西。

（4）呛咳

大家应该都有偶尔喝水不小心呛咳的经历。我们咽喉部肌肉的运动，也是靠大脑支配的。如果大脑受到损伤，不能支配好咽喉部的肌肉，就会出现吞咽功能受损，频繁呛咳。所以，如果突然出现喝水、吃饭呛咳，那么一定要警惕中风。

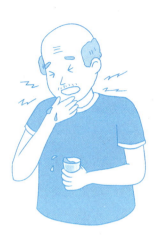

（5）眩晕

眩晕是因机体对空间定位障碍而产生的一种动性或位置性错觉。

临床上，患者多是这样描述自己眩晕症状的：天旋地转，周围的事物在不停旋转；躺在床上不敢睁眼，觉得像要掉到床下；看周围的东西都在左右晃动；头晕，无法站立行走，恶心想吐。

如果突然出现上述症状，尤其还合并其他中风的症状，就要提高警惕了。

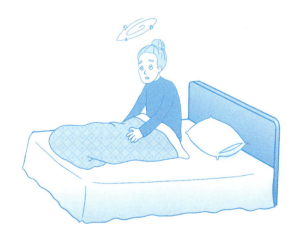

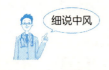

（6）健忘

有些中风也会以健忘为首发症状。比如有的人本来好好的，出门突然走丢了，找不到回家的路，记不住自己家的地址，经医生诊断才知道是中风。但需要注意的是，这里说的健忘现象是突然出现的，如果是慢慢出现的则应首先怀疑是痴呆。

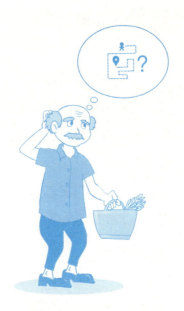

（7）精神状况发生变化

如果患者突然性格一反常态，如变得沉默寡言或多语急躁，或出现短暂智力衰退，均可能与脑缺血相关，需要考虑中风的可能。

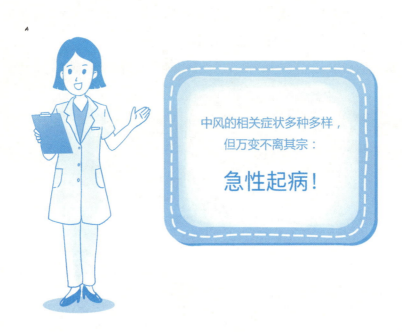

中风的相关症状多种多样，但万变不离其宗：

急性起病！

第 1 章 // 中风早发现

7 警惕中风先兆

上面几节我们介绍了中风的症状特点。

我们总结一下：

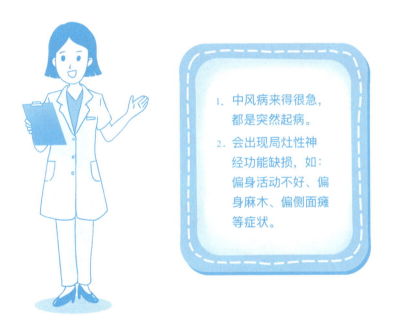

1. 中风病来得很急，都是突然起病。
2. 会出现局灶性神经功能缺损，如：偏身活动不好、偏身麻木、偏侧面瘫等症状。

接下来，我们就要说说中风的发病时间了。

一些病因导致脑血管堵塞会发生中风。脑血管堵塞致使血液、养分不能通过，而相应脑组织就会因缺血、缺氧而坏死，这部分脑组织的相应功能就会丧失，出现一系列临床症状。

所以，如果脑组织彻底坏死了，那么症状就会持续不缓解。

但在血管彻底堵死之前，脑组织就有缺血表现了，这时候的症状往往表

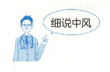

现为一过性的,也就是突然出现上述症状,但过了一会症状就减轻或消失了。

这就是我们中医所说的"中风先兆",也是西医里讲的 TIA——短暂性脑缺血发作。

中风先兆的治疗价值是非常高的,因为这时脑血管正处于似堵非堵之时,患者就好像站在中风与不中风的分叉路口,及时就医治疗就好像把患者向不中风这条路上拉了一把。切莫等到已然中风了才后悔,到时可能为时已晚。所以对于中风先兆的识别及重视就尤为重要。

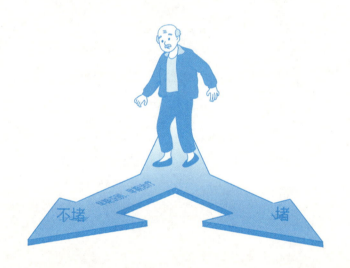

临床上常接触到一些中风患者,总觉得为他们十分惋惜。比如有的患者,刚开始只出现一侧肢体活动稍微不利,有些笨拙,休息数小时就缓解了,自己没在意,也没有及时就诊。结果第二天醒来,这侧肢体就不能活动了,虽然经过积极治疗,但仍留下了后遗症而抱憾终生。

后面我们会讲时间就是大脑。中风的早期识别、早期救治尤为重要。所以,在这里希望再次引起大家注意,一旦出现上述症状,即便有一时缓解,也要及时就诊。

第1章 // 中风早发现

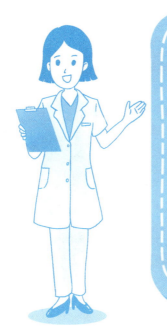

识别中风要点：

1. 急！
2. 偏侧不适。
3. 常见症状：
   偏瘫或偏身麻木，口齿不清，口舌歪斜。
4. 其他症状：
   视野障碍，复视，运动失调呛咳，眩晕，健忘，精神状况发生变化。

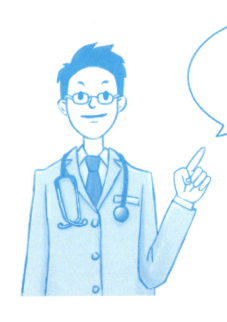

第 2 章
Chapter
--- 02 ---

中风是种
什么病

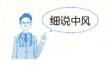

细说中风

1 引 言

前面一章我们介绍了中风常见的症状,如果发生上面的症状应该及时就诊。

那么这章,让我们仔细认识一下这种疾病。

到底什么是中风?

我们平时会听到有人这样讲:

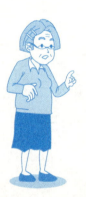

听说了吗?跟咱们一起锻炼的老李中风了,现在正在医院抢救呢?

我们去看看老张吧,听说他中风了,现在走路都画圈了。

您得的是脑梗死,现在是急性期,病情可能会波动,请卧床休息。

您有房颤病史,建议长期抗凝治疗,否则有脑栓塞风险。

您有高血压、糖尿病,更容易得脑卒中,要积极控制基础病。

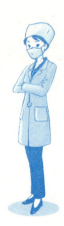

上面出现了很多病名，中风、脑梗死、脑栓塞、脑卒中，可能很多读者会感到一片混乱。把这些病名分清楚，对于患者了解疾病、与医生沟通，都有很大的帮助。

医护人员总是十分繁忙，有时候很可能顾不得向患者详细解释专业术语。这会影响医患沟通，甚至因为一些不必要的误会导致医患纠纷。这本书的目的就是帮助医护人员解释疾病，帮患者理解疾病，构建一座连接医生和患者的桥梁。

2 中风是个中医病名

中风是一个中医的病名。

最早出现"中风"这个病名，是在中医经典典籍《金匮要略》里。

中医认为，中风是一种本虚标实的疾病，由于正气亏虚，饮食、情志、劳倦、内伤等引起气血逆乱，产生风、火、痰、瘀，导致脑脉痹阻或血溢脑脉之外而发生的疾病，以突然昏仆、半身不遂、口舌歪斜、言语謇涩或不语、偏身麻木为主要临床表现。根据脑髓神机受损程度的不同，有中经络、中脏腑之分，各有相应的临床表现。

中风常见的临床症状有五种，突然昏仆指的是突然昏倒，不省人事；半身不遂指的是偏身瘫痪，偏身活动不利；口舌歪斜指的是偏侧面瘫，伸舌偏斜；言语謇涩或不语指的是言语不清，或者是听不懂别人的话，或听懂了却无法表达自己的意思；偏身麻木指的是一侧肢体感觉异常，有麻木的感觉。

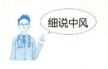

细说中风

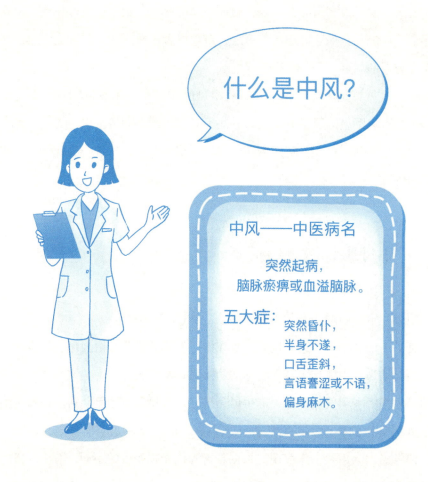

3 西医说中风 1——脑卒中

脑卒中是一个西医概念,指的是一种急性脑血管疾病,是由于脑部血管突然破裂或因血管阻塞导致血液不能流入大脑而引起脑组织损伤的一组疾病。

脑卒中包括缺血性脑卒中和出血性脑卒中。

第 2 章 // 中风是种什么病

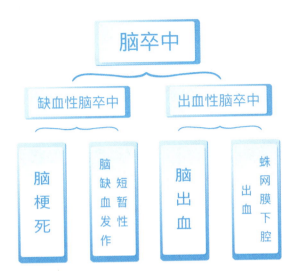

无论是脑出血还是脑梗死,只要是突然发生的脑血管病变导致脑组织缺血缺氧,出现脑功能障碍,就是脑卒中。所以脑出血和脑梗死都属于脑卒中的范畴。

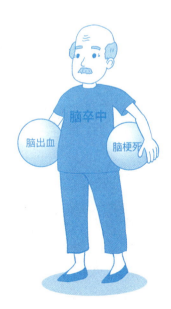

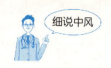

细说中风

脑卒中是因为脑血管问题引起的脑功能障碍的一类疾病,临床上有一些共同特点:

1. 起病急,起病后立即出现相应的症状。

2. 全脑症状,如头痛、呕吐、不同程度的意识障碍。如果出现昏迷不醒,一般提示病情很严重。

3. 神经功能受损症状,如偏瘫、语言功能受损、偏盲、步态不稳、饮水呛咳等;蛛网膜下腔出血患者常常感到枕部和颈部交界区疼痛,怕光。

医生有时会跟患者提到脑卒中。比如,"你需要积极控制基础病,控制好血压、血糖,预防脑卒中。"

这句话的意思是,高血压、糖尿病、高脂血症等疾病的共同危害就是动脉硬化,而动脉硬化是脑卒中最常见的危险因素。所以,如果不把这些基础病控制好,就很容易得脑卒中这一类疾病。

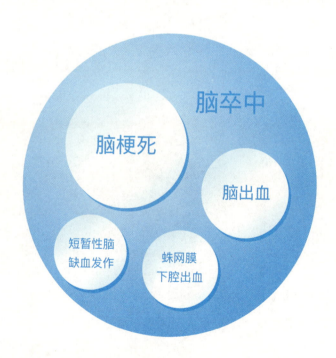

第2章 // 中风是种什么病

说到这里，您可能会问一个问题：中医的中风和西医的脑卒中能不能画等号呢？

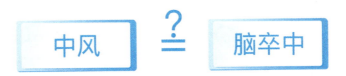

答案肯定是否定的。

中风是中医的病名，而中医有自己的理论体系。中医认为，有前面讲到的五大症及伴随症状就是中风。中医的辨证依据是症状。

而西医说的脑卒中是基于病理生理基础，急性的脑血管事件都是脑卒中。无论是脑梗死、脑出血，还是蛛网膜下腔出血等，患者可能出现的是偏身活动不利，也可能只是头痛、恶心、呕吐，但只要是脑血管事件，就是脑卒中。

所以中风并不能完全等于脑卒中。

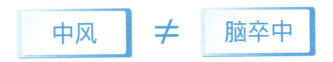

可以说，中风更类似于西医的脑梗死或脑出血，但具体还是要根据症状辨证。

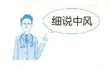

细说中风

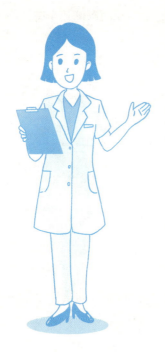

脑卒中是指突发脑血管事件,包含出血和缺血。脑梗死和脑出血都算脑卒中。脑卒中不完全等于中风。

4 西医说中风2——脑梗死

脑梗死是缺血性脑卒中的一种,是指局部脑组织因血液循环障碍,缺血、缺氧而发生的软化坏死。

脑梗死主要是由于供应脑部血液的动脉出现粥样硬化和血栓形成,使管腔狭窄甚至闭塞,导致局灶性急性脑供血不足而发病;也有因异常物体(固体、液体、气体)沿血液循环进入脑动脉或供应脑血液循环的颈部动脉,造成血流阻断或血流量骤减而产生相应支配区域脑组织软化坏死者。

动脉硬化是最常见的危险因素。

下面这张图画的就是从动脉硬化的形成开始,逐步发展到斑块破裂、形成血栓、导致血管闭塞,最终引发脑梗死的过程。

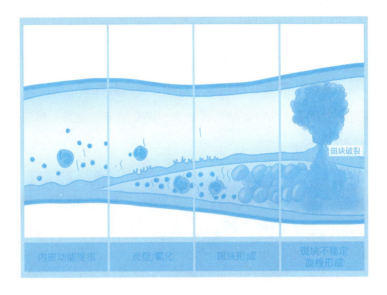

高血压、糖尿病、高脂血症都会导致血管内皮损伤。我们可以把血管想象成水管,高血压就相当于水管中输送的水压力很高,长时间的高压力,就会导致血管内壁损伤从而变得脆弱。

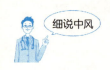
细说中风

糖尿病、高脂血症就可以想象成水管的水中有杂质，会损伤水管壁或者是堆积在水管壁上。时间长了，更多的杂质堆积在上面，就像水管内壁起锈一样。

就这样，斑块在血管内壁形成了。而斑块形成之后可能出现两种情况，一种是斑块不稳定，脱落后堵到脑血管中，导致脑梗死；另一种是斑块破裂，导致血小板聚集，使得斑块长得更大，彻底堵塞脑血管，形成脑梗死。

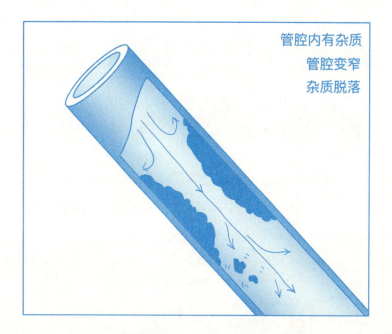

管腔内有杂质
管腔变窄
杂质脱落

除此之外，心脏中脱落的栓子堵塞脑血管也会出现脑梗死。这就是我们常说的心源性脑梗死。

脑梗死发病十分突然，堵塞某一条血管就会出现相应部位脑组织缺血坏死，这与大脑的解剖结构有关。

脑梗死的诊断依据如下：

1.急性起病；

2. 局灶性神经功能缺损；

3. 头颅计算机断层成像（CT）除外脑出血。

具体内容我们会在第 3 章中详细讲。

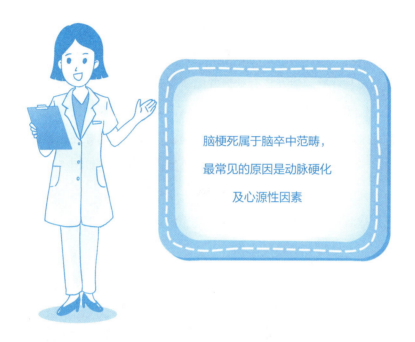

脑梗死属于脑卒中范畴，最常见的原因是动脉硬化及心源性因素

5 西医说中风 3——短暂性脑缺血发作

短暂性脑缺血发作，这个病名很好地诠释了这种疾病。

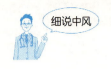

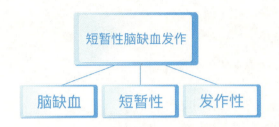

首先,短暂性脑缺血发作是脑卒中的一种,发病形式也是突然起病。

其次,短暂性脑缺血发作是缺血性脑血管病,具有脑缺血的表现。

最后,短暂性脑缺血发作有自己的特点,就是短暂性和发作性。

短暂性脑缺血发作的本质与脑梗死相同,都是由于动脉硬化导致血管问题或者栓子脱落后引起血管问题。短暂性脑缺血发作之所以短暂,是因为它并不像脑梗死的血管闭塞一样导致脑组织完全缺血坏死。

所以从症状上来讲,短暂性脑缺血发作的症状会完全消失,没有一点后遗症,这是它与脑梗死的最大区别。

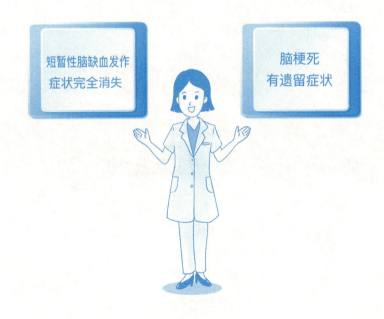

第 2 章 // 中风是种什么病

举个例子：

王大婶早上买菜时，突然觉得右手没劲儿，把菜篮子掉地上了，走路还向右偏。她有点害怕，赶紧往家走。到家半小时后，症状完全缓解了，右手很有劲，走路也很平稳。

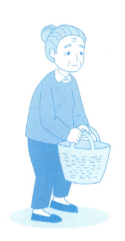

张叔叔早上扫地的时候突然感到右手无力，右腿也抬不起来了。他躺在床上休息了半个小时，还是没有好转，被家人送到了医院。张叔叔在医院被诊断为急性脑梗死，住院治疗 7 天后出院，他的右手右腿比住院时有劲多了，但还是有些笨，拿不好筷子，走路时右腿总是发沉。

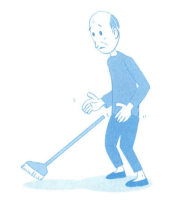

上面这两个病例，患者都是突然右边肢体不好用了，王大婶半个小时就完全恢复了，张叔叔的症状经过治疗虽然有所减轻，但还是留有后遗症状。

王大婶是短暂性脑缺血发作，而张叔叔则是脑梗死。

短暂性脑缺血发作是脑血管病变引起的短暂的、局限性脑功能缺失或视网膜功能障碍。一般持续 10 ~ 20 分钟，1 小时内缓解，发作不超过 24 小时，不遗留神经功能缺损症状。影像学检查无相关病灶。

短暂性脑缺血发作早期发生中风的风险很高，发病 7 天内的中风风险为 4% ~ 10%，90 天内的中风风险为 10% ~ 20%（平均为 11%）。

发作间隔时间缩短、发作持续时间延长、临床症状逐渐加重的进展性短暂性脑缺血发作是即将发展为脑梗死的强烈预警信号。

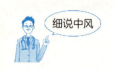

短暂性脑缺血发作患者不仅容易发生脑梗死，还容易发生心肌梗死和猝死。

90天内短暂性脑缺血发作复发，心肌梗死和死亡事件总的风险高达25%。最终，短暂性脑缺血发作有的发展为脑梗死，有的继续反复发作，有的自行缓解不会再犯。

一旦出现短暂性脑缺血发作，需及时到医院就诊，以降低脑梗死、心肌梗死的发病风险。

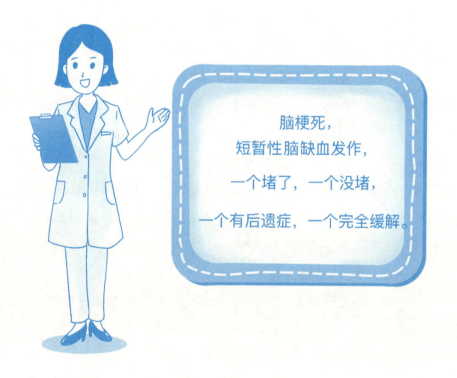

脑梗死，
短暂性脑缺血发作，
一个堵了，一个没堵，
一个有后遗症，一个完全缓解。

6 西医说中风4——脑出血

前面我们提到,脑卒中包括缺血性脑卒中和出血性脑卒中,脑出血就属于出血性脑卒中。

脑梗死是血管堵塞导致脑组织缺血缺氧而坏死。脑出血俗称脑溢血,顾名思义,是指非外伤性脑实质内的自发性出血。也就是脑血管破了,一方面流出来的血液会有占位效应,压迫脑组织而出现症状;另一方面,脑组织也会因缺血缺氧而坏死。

绝大多数脑出血是高血压造成小动脉硬化导致血管破裂,故也称之为高血压性脑出血。

脑出血的具体病因如下:

·高血压并发细小动脉硬化:脑出血最常见的病因,多数是与动脉硬化并存情况下发生的。

·颅内动脉瘤:主要为先天性动脉瘤,少数是动脉硬化性动脉瘤。动脉瘤经血液漩涡和高血压的冲击,常顶端增大而破裂。

·脑静脉畸形:血管壁发育异常,较容易出血。

·其他:脑动脉炎、脑底异常血管网病(烟雾病)、血液病、抗凝及溶栓治疗、脑淀粉样血管病、脑肿瘤细胞侵袭血管或肿瘤组织内的新生血管破裂出血。

·脑内静脉循环障碍和静脉破裂也可能与脑出血有关。

脑出血和脑梗死有时候在症状上很难区分。它们都是急性起病,都可能出现偏身活动不利等症状,应该如何区分呢?答案就是做头颅CT这项检查,我们会在后面细讲。

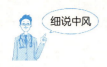 细说中风

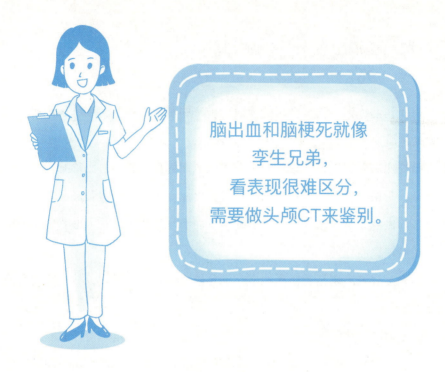

脑出血和脑梗死就像孪生兄弟，看表现很难区分，需要做头颅CT来鉴别。

7 脑卒中的发病率及危害

通过前面的介绍，相信大家已经对脑卒中有了一定的了解。那么脑卒中是常见病吗，它到底离我们有多远呢？

让我们看一下这张图：

第2章 // 中风是种什么病

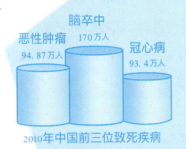

脑卒中已成为我国首位致死原因

恶性肿瘤 94.87万人
脑卒中 170万人
冠心病 93.4万人

2010年中国前三位致死疾病

中国是全球脑卒中第一大国
每12秒新发脑卒中一例
脑卒中发病率以每年8.7%的速度增加

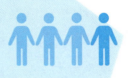

3/4脑卒中患者出现不同程度的残疾

我国缺血性脑卒中年复发率高达17.7%

我国是全球脑卒中第一大国，2010年脑卒中已成为我国居民的首位致死原因，每12秒就会有1例脑卒中发生。

再者，3/4的脑卒中患者会出现不同程度的残疾，也就是说4名患者中有3名会出现不同程度的残疾，致残率是相当高的。

最后，脑卒中的复发率还很高。脑卒中大多是因为动脉硬化导致的，而动脉硬化是一个不可逆的病理过程，也就是说发生动脉硬化是无法完全好转的。脑卒中因此具有高复发率。我国缺血性脑卒中的复发率高达17.7%。

根据《中国卫生统计年鉴》，2003—2014年中国脑血管病死亡率呈上升趋势。2014年中国城市居民脑卒中死亡率为125.78/10万，农村居民脑卒中死亡率为151.91/10万。2014年有83.73万城市居民和102.34万农村居民死于脑卒中。

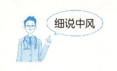

"天津大脑研究"是一项基于人群的脑卒中监测研究。研究显示，总体上脑卒中发病率每年增加 6.5%，45～65 岁男性发病率每年增加 12%。1992—2012 年，男性首次发生脑卒中的年龄降低了 3.3 岁。

2017 年国家卫计委发布的《中国缺血性脑卒中急性期诊疗指导规范》中提到，缺血性脑卒中是最常见的卒中类型。近年的研究显示，我国住院急性脑梗死患者发病后 1 个月病死率为 3.3%～5.2%，3 个月病死率为 9.6%、死亡或残疾率为 37.1%，1 年病死率为 11.4%～15.4%、死亡或残疾率为 33.4%～44.6%。

脑卒中是急性疾病，来得快，带来的危害也很大。可能前一秒你还可以吃饭喝水，可以走路散步，一旦脑梗死来袭，这些平凡而又简单的事，都将变得非常困难。

脑卒中对患者是天大的打击，对家庭也会造成巨大的影响，这都是因为脑卒中的致残率很高。

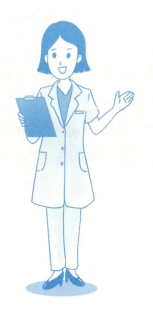

脑卒中

高发病率
高死亡率
高致残率
高复发率

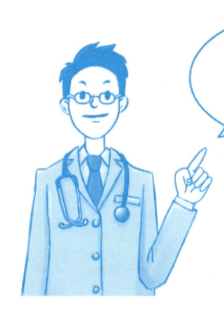

第 3 章
Chapter
03

大脑的日常与病变

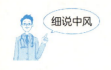
细说中风

1 引 言

通过前两章您是否对中风已经有了一些认识，了解到了中风的一些常见症状？当然，仅仅了解中风的症状是远远不够的，我们希望您能更深入一步认识、理解这种疾病，这样万一以后遇到时不慌不乱。

本章我们将重点介绍一些关于脑的基础知识，并详细介绍中风的预后。

2 脑组织如树叶，脑血管如树枝

（1）以树论人脑

把大脑当作一棵大树，有助于我们理解中风这种疾病，脑血管是这棵树的树干及树枝，脑组织是树叶。

树叶需要树干、树枝源源不断地输送养分方可维持生命，如果树干、树枝受损，养分不能通过，势必会造成树叶枯萎、脱落。

如果脑血管堵塞、血液不能通过，脑组织就会缺血、缺氧，最终坏死。

脑梗死的本质是脑血管堵塞、血液不能流通，脑组织因失去血液供应而发生缺血性坏死。

越粗大的树枝被毁坏，就会有越多的树叶枯萎；越主干的血管堵塞，就会有越多的脑组织发生缺血坏死。所以脑梗死的严重程度与堵塞的血管是否为主干血管密切相关。

第 3 章 // 大脑的日常与病变

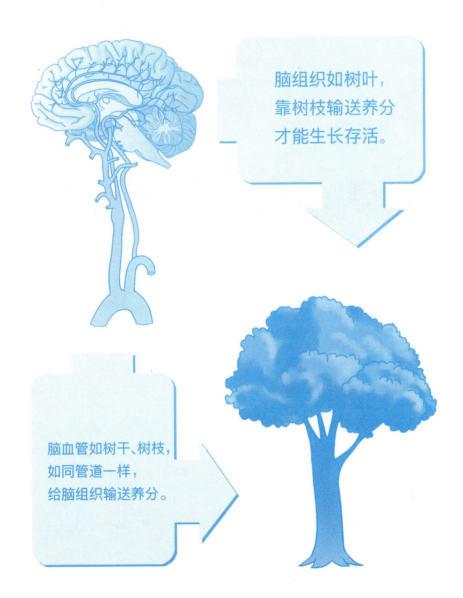

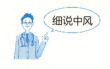

> 越粗大的树枝被毁坏,
> 就会有越多的树叶枯萎;
> 越主干的血管堵塞,
> 就会有越多的脑组织发生缺血坏死。

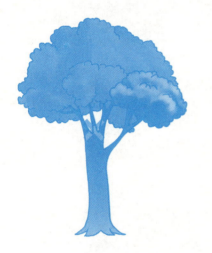
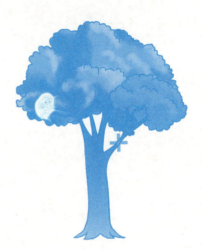

（2）人脑的基本解剖结构

人脑从形态上大体可分为端脑、间脑、脑干和小脑。我们可以把它们想象成"人脑之树"的几大团树叶。

端脑就是我们常说的大脑，可分为左右两个半球，两个半球通过胼胝体连接。大脑的功能极其复杂，除运动、感觉功能外，还与认知、语言、行为等高级神经活动有关。大脑对人体多数功能的支配是双侧交叉性的，也就是说多数情况下，左侧大脑负责右侧肢体的运动和感觉，右侧大脑负责左侧肢体的运动和感觉。

第 3 章 // 大脑的日常与病变

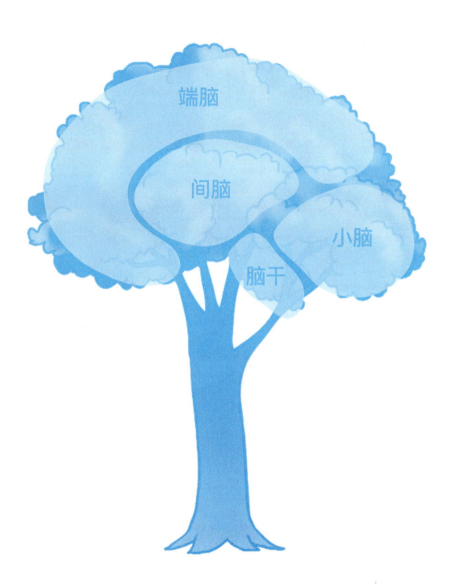

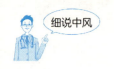

细说中风

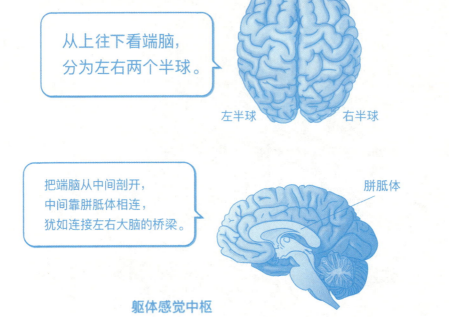

从上往下看端脑，分为左右两个半球。

左半球　　右半球

把端脑从中间剖开，中间靠胼胝体相连，犹如连接左右大脑的桥梁。

胼胝体

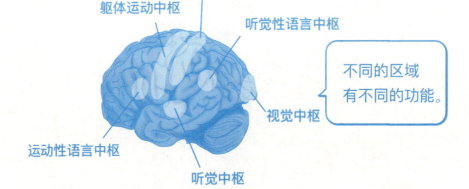

躯体感觉中枢

躯体运动中枢

听觉性语言中枢

不同的区域有不同的功能。

运动性语言中枢

视觉中枢

听觉中枢

　　间脑位于两侧大脑半球和中脑之间，间脑的体积不足中枢神经系统的2%，但结构及功能非常复杂，是一个复杂而重要的分析、整合中枢，是听觉、视觉、触痛觉等多种信息传导到大脑半球的中继站。间脑包括丘脑、下丘脑、上丘脑及底丘脑四部分。

第 3 章 // 大脑的日常与病变

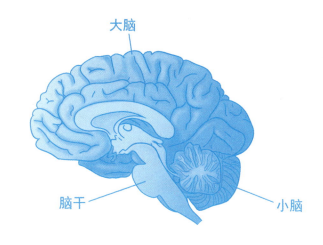

> 脑干有生命中枢，
> 损伤生命中枢可能危及生命。

  脑干由中脑、脑桥和延髓组成。中脑向上与间脑连接，脑桥居中，延髓向下与脊髓相连。脑干是中枢神经系统最重要的生理功能区域之一，有着"生命中枢"的美称，嗅觉和视觉以外的各种感觉信息都要经脑干而上传至大脑半球，大脑的运动指令也都要通过脑干下传至各个相应的区域。脑干受损的症状常复杂且严重，并容易危及生命。

  小脑位于颅后窝，在小脑幕下方，脑桥及延髓的背侧，是神经系统一个重要的运动调节中枢，主要作用是维持躯体平衡，调节肌张力和协调随意运动。

  小脑损害的主要临床症状是共济失调、平衡障碍以及构音障碍，比如站立不稳、步态蹒跚、言语含糊不清、肢体活动不灵活等。

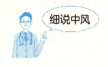 细说中风

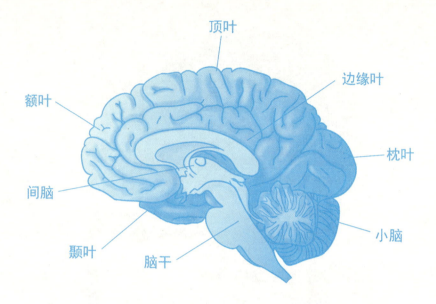

不同脑组织有不同的功能，下面这个表格是不同脑组织损伤常见的临床症状。

脑组织	临床症状
额叶	精神症状，主要为痴呆和人格改变 瘫痪 言语障碍 书写障碍 共济失调
顶叶	感觉障碍，如实体感、位置感、两点辨别感、皮肤定位感丧失，或麻木异样感 体象障碍，如自体认识不能和病觉缺失 计算不能、手指失认症、左右失认症、书写不能 失用症：结构性、观念性、运动性失用等 视野改变
颞叶	感觉性失语 命名性失语 幻觉 精神症状，如人格改变、情绪异常、记忆障碍、精神迟钝、表情淡漠 视野改变
枕叶	视野改变 视幻觉 视物变形
边缘叶	情绪及记忆障碍、行为异常、幻觉、反应迟钝等
内囊	三偏症：对侧偏瘫、偏身感觉障碍及偏盲 偏身共济失调，一侧中枢性舌面瘫等
间脑（丘脑）	对侧偏身感觉障碍、对侧偏身自发性疼痛、对侧偏身感觉过敏或过度、对侧面部表情运动障碍、对侧偏身不自主运动 中枢性尿崩 体温调节障碍 摄食异常 睡眠、觉醒障碍 生殖与性功能障碍 自主神经功能障碍
脑干（中脑、脑桥、延髓）	延髓：眩晕、恶心、呕吐、眼震、吞咽困难、构音障碍、咽反射消失、病灶侧共济失调、交叉性偏身感觉障碍 脑桥：面神经麻痹，对侧中枢性偏瘫，对侧偏身感觉障碍，双眼向病灶侧偏视，对侧痛温觉障碍，触觉、位置觉、振动觉减退 中脑：病灶侧动眼神经麻痹、对侧偏盲、对侧肢体震颤、强直或舞蹈样动作、手足徐动及共济失调
小脑	平衡障碍、指鼻试验及跟－膝－胫试验不稳准、辨距不良、轮替动作差、肌张力减低

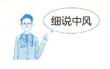

上面这个表格仅作为参考,如果您觉得很烦琐,不看也没关系。

当然,还可以把上述复杂的症状进行简化。不同的脑组织受损,症状可以千差万别,但是鉴于生命中枢(脑干)一旦病变可能会导致灾难性的后果,所以可以将上述复杂的症状简单分为脑干病变症状和非脑干病变症状。

脑干病变的特征性症状:视物双影、吞咽障碍、视物旋转。

非脑干病变的特征性症状:找词困难、命名及读写障碍、左右失认。

根据上述特征性症状,可以大致区分开脑干或非脑干的病变。但如果需要进一步诊断,则需要专业的脑病科或神经科医生完成。

(3)人脑的血管

人脑由颈内动脉系统及椎-基底动脉系统两套血管供血。我们可以想象"人脑之树"共有两对主要的枝干。

颈内动脉系统又称前循环,其血流主要供应眼球及大脑半球前 2/3 和间脑的前部。颈内动脉左右各有一支,自颈总动脉发出后,在颈深部上行,穿颈动脉管(岩骨)入颅,弯曲上行,沿途主要分支有眼动脉、后交通动脉、脉络膜前动脉,末端分出大脑前动脉和大脑中动脉。颈动脉及其分支统称为颈内动脉系统。

椎-基底动脉系统又称后循环,其血流主要供应内耳及大脑半球后 1/3、脑干、小脑和间脑的后部。椎动脉左右各有一支,它穿行于颈椎两侧的横突孔,上行进入颅内。左右两支椎动脉血管在脑内合为一支,叫基底动脉。基底动脉末端分出两条大脑后动脉。从椎动脉和基底动脉还发出很多粗细不等的小血管。椎动脉和基底动脉以及它们的分支统称为椎-基底动脉系统。

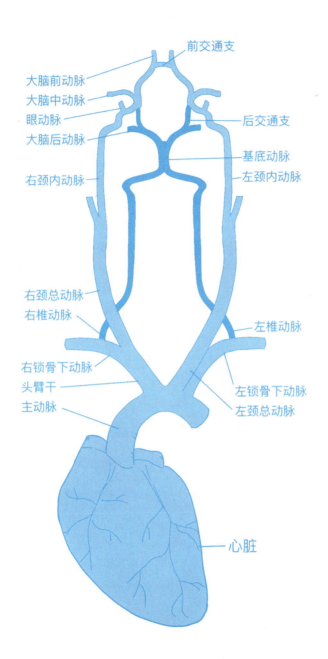

血管堵塞了，该血管负责供应的脑组织就会缺血坏死，出现相应的症状。在临床上，这种逻辑关系有助于定位病变部位。

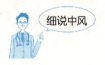

细说中风

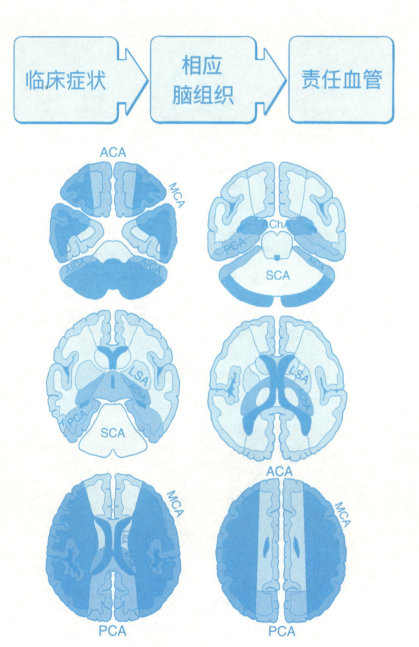

ACA：大脑前动脉；MCA：大脑中动脉；AICA：小脑前下动脉；PCA：大脑后动脉；SCA：小脑上动脉；LSA：豆状动脉；AChA：脉络膜前动脉

常见误区

有些患者无任何临床症状，仅是在体检时发现腔隙性脑梗死（很小的脑梗死被称为腔隙性脑梗死），就异常紧张，把任何不适症状都与脑梗死联系到一起，甚至认为命不久矣。

而有些患者已经出现了明显的脑梗死症状，如言语不利及肢体偏瘫、口舌歪斜、吞咽障碍等；磁共振检查也证实是大面积脑梗死，却不以为意，认为只是脑血管有点堵，通一通就好了。

这两种想法都过于极端，有失偏颇。

脑梗死的症状可轻可重，轻者可无任何症状，患者根本感觉不到，只是在体检时被发现。而重者会造成终身残疾，生活不能自理，甚至可能危及生命。

症状的轻重和预后的好坏取决于堵塞血管的级别、脑组织梗死面积的大小及具体位置，不可一概而论。但无论轻重，预防性治疗是尤其重要的。

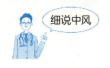 细说中风

3 脑梗死——时间就是大脑

我们总会提到一句话：时间就是生命。

早期预防、早期发现、早期治疗，对于治疗疾病、挽救生命都有十分重要的意义。

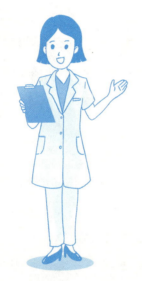
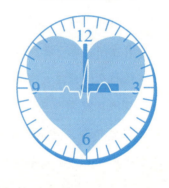

时间就是生命！

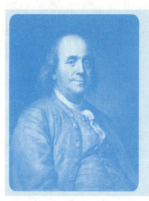

你热爱生命吗？
那么别浪费时间，
因为时间是组成生命的材料。

—— 富兰克林

而在我们神经内科医生当中，同样也流行着一句话，就是"时间就是大脑"。

前面我们讲到，脑血管就像树枝，脑组织就像树叶。树枝断了，叶子没有养分，就会坏死。那么血管堵塞了，脑组织就会坏死，就是我们说的脑梗死。那么，当血管堵塞了，脑组织多久才会坏死呢？大脑给我们留出了多少时间去挽救它呢？

引起脑梗死的病因有很多，如大血管的动脉粥样硬化、小血管的病变、心脏产生的血栓脱落等。虽然脑梗死的病因有很多，但无论哪种病因，归根结底都是由于脑血管的完全或不完全阻塞，造成了脑细胞的血液供应不足，最终引起脑细胞的缺氧。

要知道，脑组织对于缺血缺氧的损害极其敏感。阻断血流 30 秒，脑代谢就会发生改变。缺血 1 分钟，神经元活动就会停止。而完全性脑缺血超过 5 分钟，脑组织就会坏死。

皮肤上破了一个口子，过几天可以长好，这是因为人体上皮细胞是可以再生的。而构成脑组织的中枢神经细胞是不能再生的，所以脑组织一旦坏死，是无法挽救的。也就是说，一旦脑血管事件发生超过 5 分钟，脑组织都会出现不可逆的损伤。

所以，可以想象，脑细胞正在成批死亡，是一件多么紧急而可怕的事情！那么，一旦发生脑梗死，最需要做的是什么呢？

当然是尽可能地避免或减少脑细胞死亡，竭尽全力挽救大脑！

脑细胞的死亡是由于长时间缺氧，而缺氧的原因是脑血管阻塞，因此必须想办法抢在脑细胞死亡之前，将已经阻塞的脑血管再次通开。所以，在出现症状的时候，我们便开始了与时间的赛跑。

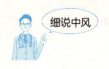

细说中风

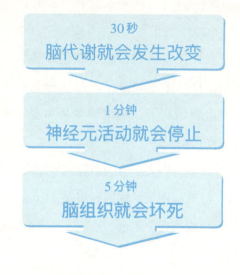

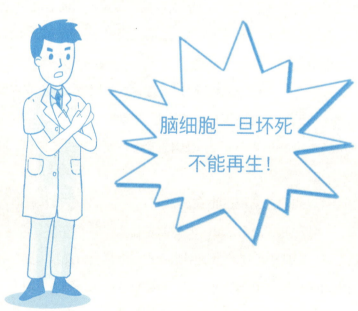

您可能会有这样一个疑问：脑组织缺氧5分钟后就坏死了，又是不可逆的，那么我们为什么还要争分夺秒地去治疗呢？我们先看看下面这张图。

缺血半暗带

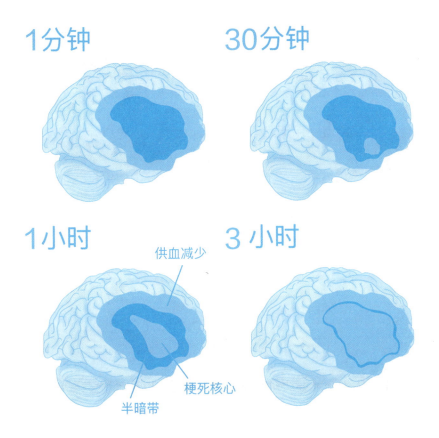

这张图，引出了一个十分重要的概念——缺血半暗带。

每一段血管都负责某一部分脑组织的血液供应，血液供应不足时会给这部分脑组织的中心地带直接带来灾难性的后果，导致脑细胞坏死。然而，这时坏死组织周边的脑组织还处于缺血状态，并未坏死，这在临床上称为"缺血半暗带"。所以，我们如果能及时使血管再通，是可以将处于"缺血半暗

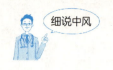

带"的脑组织救活的。

可不要小看这些处于"缺血半暗带"的脑组织,这些脑细胞的存活与否,对预后有着深远的影响。

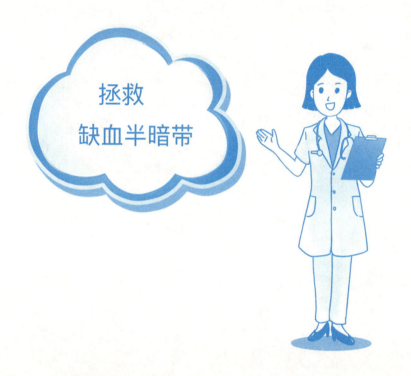

30年前,人们尚无办法对脑血管进行再通,以至于许多患者因患脑梗死而去世。但到了现在,随着溶栓药物(一种可以将血管内血栓溶解的药物)的发展成熟,我们可以大大提高血管再通的概率。

目前,应用溶栓药物(如阿替普酶)1小时后的血管再通率为35%。虽然还不够理想,但已经远远超出了自然状态下的血管再通率,同时也意味着每100个脑梗死患者当中就有35个人可以被拯救。

溶栓药物的治疗是有时间限制的,如目前各大医院普遍使用的阿替普酶,就被认为在脑梗死发病4.5小时以内应用有效。

第 3 章 // 大脑的日常与病变

为什么要求在 4.5 小时以内应用呢？因为时间不等人，脑细胞缺氧的时间越长，损伤就越严重。如果缺血时间过长，脑细胞全部都转化为坏死细胞，即使血管再通也无济于事了。

因此，患者和家属能做的就是，当患者出现症状时尽可能快地到医院就诊，在脑细胞死亡之前将血管再通。

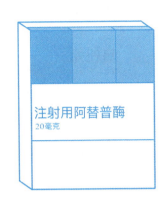

然而，现实是残酷的。我国脑梗死患者实施溶栓治疗的比例远低于欧美国家，即使是在发达城市，平均溶栓率也不足 10%。这与我们对脑梗死的识别和认识不足有很大关系。

笔者发现，相当一部分患者并不了解，甚至从来没听说过溶栓治疗，当然也就意识不到"时间就是大脑"。

还有一些患者发病后寄希望于"休息后自己会缓解""服用安宫牛黄丸后可以缓解"等想法，最终延误了治疗时间。

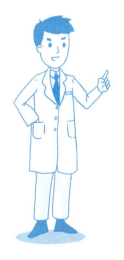

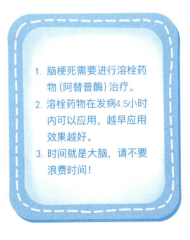

1. 脑梗死需要进行溶栓药物（阿替普酶）治疗。
2. 溶栓药物在发病 4.5 小时内可以应用，越早应用效果越好。
3. 时间就是大脑，请不要浪费时间！

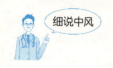

4 脑梗死——不同分型带来不同预后

在临床工作中,常有患者会问:"都是脑梗死,为什么有人只是手有点笨,我却越治越重,现在都拿不起勺子了?"

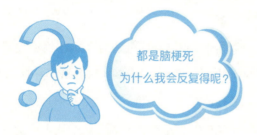

前面我们谈到了将阻塞的血管尽快再通是多么重要,接下来将向大家介绍脑梗死的病因分型。请不要小看这个病因分型,它不仅决定了脑梗死的治疗方案,还对脑梗死的预后有着莫大的影响。

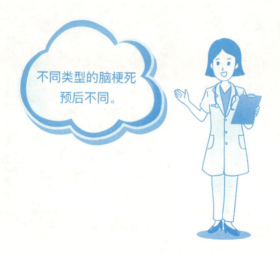

第 3 章 // 大脑的日常与病变

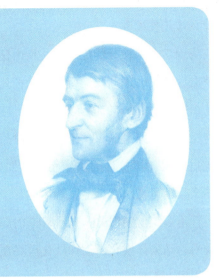

原因与结果、手段与目的、种子与果实是无法割裂开的,因为结果孕育在原因之中,目的事先存在于手段之中,果实隐含在种子之中。

——爱默生

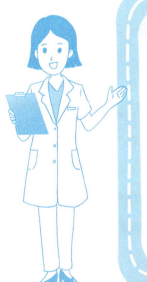

脑梗死的症状与其病变部位及分型密切相关,而脑梗死的治疗则与其病因互为因果。不同的树枝为不同的树叶提供养分,不同的血管供应不同的脑组织,不同的脑组织支配不同的功能,不同的类型使脑梗死发病过程不同,不同病因的脑梗死又决定着不同的治疗方法。

正所谓有因必有果,结果孕育在原因之中,果实隐含在种子之中。所以,不同类型的脑梗死,预后不同,治疗也有一定的差别。

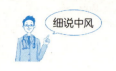
细说中风

首先，到底什么是"梗死"？虽然"脑梗死"这个词已经被反复提及，但是什么才是梗死呢？

在病理学上，梗死的定义就是指由任何原因出现的血流中断，导致局部组织缺血性坏死。因此我们所说的脑梗死病因分型，其实就是去深入分析究竟是什么原因引起的局部脑组织血流供应不足。

神经学巨匠路易斯·开普兰教授曾经做过一个非常形象的比喻，他把人脑的供血系统比作楼房的供水系统。如果某个房间的水龙头打开后水量不足，那么问题可能出在以下三种情况下：

1. 管道系统生锈严重，导致管道内部狭窄，引起水量不足。这就好比血管本身的动脉粥样硬化，粥样硬化斑块在血管内部造成了血管狭窄，引起局部脑组织供血不足。

2. 供水系统的水泵压力不足。好比心脏泵血出了问题了，导致脑血流减少。

3. 供水水箱中存在大量杂质，这些杂质随着水流进入管道，导致了管道的阻塞。这就像一些心脏内有血栓的患者，血栓随着心脏泵血脱离心脏，进入脑血管，引起了脑血管的阻塞。

医生会根据供血减少的原因去进行治疗。如果动脉粥样硬化是导致脑血流供应不足的主要原因，治疗方案就是延缓粥样硬化，必要时将局部狭窄最严重的血管强行再通，比如手术介入治疗。如果是心脏泵血功能出现问题，当然是要首先治疗心脏疾病。而如果是来自心脏的血栓导致脑血管阻塞，治疗则是尽量避免心脏内出现血栓，尽量阻止血栓的脱落。以上就是开普兰教授对脑梗死病因的深入理解，同时也是病因分型的雏形。

第3章 // 大脑的日常与病变

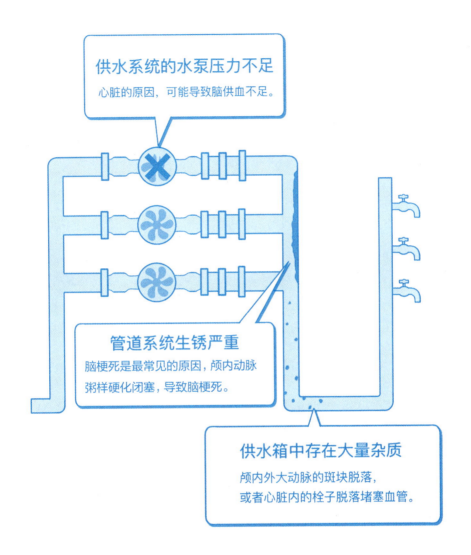

  随着全世界对脑梗死病因研究的逐渐深入，病因分型也在逐步完善当中。目前我国各大医院普遍在应用"中国缺血性卒中（CISS）分型"作为脑梗死的病因分型原则。

  CISS分型的最主要突破在于将血管因素进一步分成了大血管的动脉粥样硬化与小血管的病变，这就加强了病因分型对疾病的预后及治疗的指导意

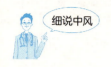

义。在此，笔者就不针对 CISS 分型做更详细的介绍了，仅附图一张，供大家参考。

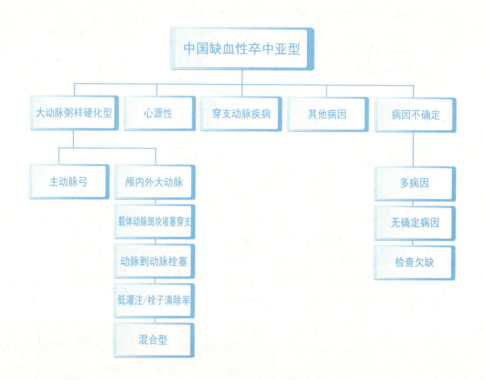

曾经有患者好奇过，"为什么同样是患脑梗死，怎么他就越来越好转，我怎么就越来越重呢？""为什么我俩都吃着药预防脑梗死再发，他就没事，我怎么还会反复得脑梗死呢？"

第3章 // 大脑的日常与病变

那么到底为什么同样是得了脑梗死,情况却千差万别呢?这还是要从病因分型说起。

试想一下,一个小血管病变的人,即使治疗完全没有起到作用,最差的结果就是与该病变血管相关的脑组织坏死。病变的血管越小,影响到的脑组织就越少,发生的症状也就越轻。就好比一棵大树,只是一段小树枝出现了问题,最多只会引起一小片树叶的枯萎。

而一旦发生大血管病变,该血管及其发出的所有小血管全部会缺血,导致非常多的脑组织病变坏死,症状当然也要严重得多。所以,同样是血管病变,大血管病变的人病情进展肯定会比较快。

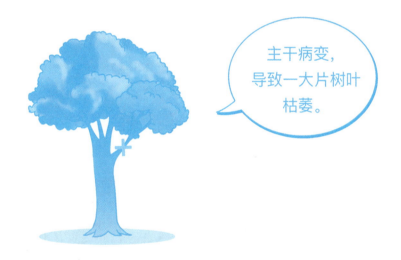

主干病变,导致一大片树叶枯萎。

此外,大血管病变的脑梗死患者一旦出现病情波动,很容易合并新的血管供血不足,导致病情进一步加重、反复,且复发率较高。

那么最终如何确定病变血管的位置呢?首先,临床症状上会有所不同,大血管病变往往症状重,病情容易迅速进展。其次,可通过磁共振血管成像、颅内外血管超声等检查,直接了解病因和病位,帮助医生更好地判断病

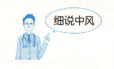

细说中风

情、调整治疗方案。

心源性卒中是脑梗死的另一大类型。心脏里由于各种原因形成了栓子，栓子脱落后顺着由心脏发出的主动脉流进颅外血管，如椎动脉、颈内动脉颅外段，再流进颅内血管，如基底动脉、大脑前动脉、大脑后动脉、大脑中动脉，最终堵塞血管，导致脑梗死。

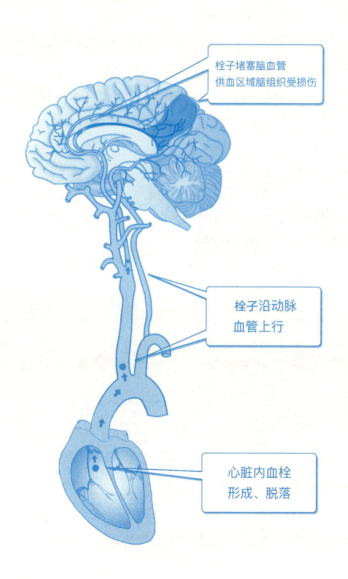

第 3 章 // 大脑的日常与病变

对于栓子来自心脏（心脏里面长的血栓又脱落）的心源性脑梗死患者来说，往往初始症状较重，即症状一出现就达到最高峰。

这是因为心脏里面产生的血栓相对较大，一旦脱落很容易阻塞大血管，如颈内动脉、大脑中动脉等。

对于医生来说，病因的判断是治疗的指路牌，而对患者来说更是预后的风向标。

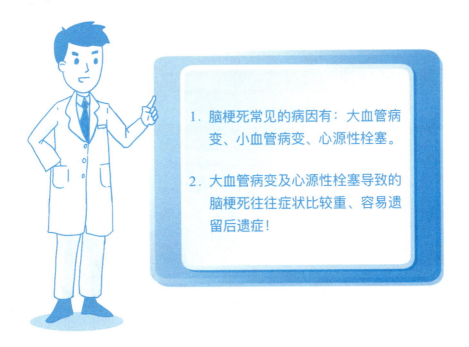

1. 脑梗死常见的病因有：大血管病变、小血管病变、心源性栓塞。

2. 大血管病变及心源性栓塞导致的脑梗死往往症状比较重、容易遗留后遗症！

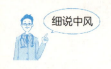

细说中风

5 脑梗死——三个分期

一般来说，脑梗死从发病至发病后 2 周为急性期，发病 2 周至半年为恢复期，半年后为后遗症期。了解脑梗死不同分期的疾病特点有助于患者更好配合医生的治疗，更好地康复。

（1）脑梗死急性期

脑梗死急性期病情波动、不稳，为治疗的关键期，患者应谨遵医嘱，配合医生积极治疗。

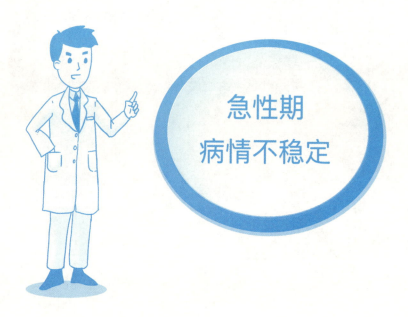

根据起病形式及病程，急性期的脑梗死又可分为完全型及进展型两种。完全型脑梗死起病6小时内病情达高峰，而进展型脑梗死病情逐渐进展，进展时间可持续6小时至数天。

脑动脉闭塞后，脑组织缺血坏死并肿胀，这种脑组织肿胀在发病后的4天左右可达到高峰，之后逐渐消退，这段时间也被称为脑水肿的高峰期，常为病情最重的时期。

常见误区：临床上经常有患者，对于一侧肢体乏力焦急异常，生怕以后留下后遗症，认为只有尽快早的下地刻苦锻炼才是王道，对医生卧床静养的医嘱置若罔闻，殊不知急性期过度锻炼不仅不利于恢复，还可能加重病情。

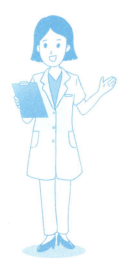

急性期：
病情不稳定，
配合医生，
明确病因，
积极治疗，
不要过度锻炼，
良好的休息更重要。

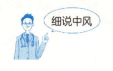

（2）脑梗死恢复期

脑梗死恢复期病情逐渐平稳，是康复治疗的黄金时期，应积极康复锻炼。同时注意脑血管病的二级预防，避免复发。

康复的目的是减轻脑梗死引起的功能缺损，提高患者的生活质量，其效果和重要性已得到国际公认。恢复期脑梗死病情大多已平稳，适当康复锻炼一般不会导致病情加重。为了达到事半功倍的效果，患者对此段时间应格外珍惜。

不是所有人都适合进行康复训练。康复训练对于患者来说是件很辛苦的事，就像让正常人进行体能训练一样，相对平稳的病情、良好的健康状况是康复的前提。康复就像锦上添花，如果这块锦布本身就支离破碎，那么再怎么努力绣出美丽的花朵也是徒劳。

临床上总会遇到非常积极进行康复训练的患者，作为医生我们也完全可以理解患者想尽早重新站起来的迫切希望。但过度或不合时宜的康复训练，有时却会成为危及生命的利刃。曾有严重心血管疾病的患者不听劝告，康复训练过度，最终导致心肌梗死发作而猝死。

所以，在医生的综合评估下，量力而行的适度康复才是最有意义的康复治疗。

脑梗死复发率高，反复发作终可导致卧床不起，甚则危及生命。除了康复，脑血管病的二级预防同样非常重要（详见第4章）。

第3章 // 大脑的日常与病变

常见误区：恢复期患者大多已出院回家，有的患者吃完出院时医生所开的药物后便不再继续服药，认为脑梗死已经治好了、没有必要再吃药了；或者有的患者自行减少药物，没有做到医生交代的定期复诊。这在很大程度上加速了疾病的复发。

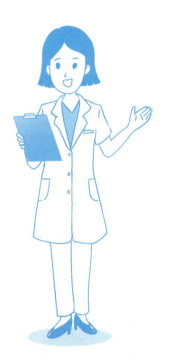

恢复期：

康复黄金期，

但康复训练应量力而行。

脑梗死复发率高，

二级预防最重要，

不可擅自停药。

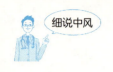

（3）脑梗死后遗症期

脑梗死后遗症期需积极进行脑血管病二级预防，康复训练效果不理想但仍需坚持。

患者在此时期如果仍然存在言语不利或肢体偏瘫等后遗症，较难通过康复训练进一步改善。但康复训练仍需坚持，因为随着时间的推移、年龄的增长，身体状态有如逆水行舟，不进则退。

康复是一辈子的事，锻炼也是一辈子的事。

此时期康复训练的目标以维持现状为宜，可将康复训练转化成每日规律的活动和锻炼，融入生活中。

如每天清晨，做康复师教授的康复动作，形成一套属于自己的早操，10~20分钟即可；每天下午午睡后，去附近的公园散步20分钟。

贵在坚持！

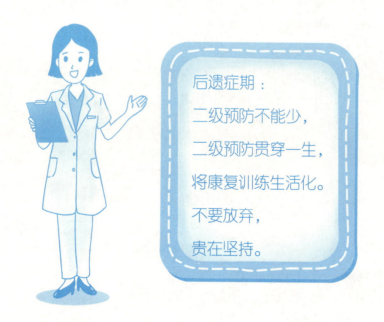

后遗症期：
二级预防不能少，
二级预防贯穿一生，
将康复训练生活化。
不要放弃，
贵在坚持。

6 中医说中风

前面讲到,中风是中医的概念,是由于阴阳失调、气血逆乱上犯于脑所引起的以突然昏倒、不省人事、半身不遂、口舌歪斜为主要表现的病症。那么中医理论又是如何理解中风的呢,中风是怎样形成的呢?

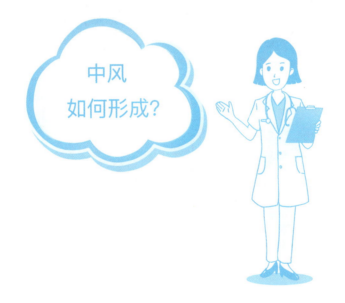

(1)中风如何形成

中医认为,中风患者本身气血内虚,又因劳倦内伤、忧思恼怒、嗜食厚味及烟酒等诱因,引起脏腑阴阳失调、气血逆乱、直冲犯脑,导致脑脉痹阻

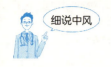 细说中风

或血溢脑脉之外而发病。

我们常说：正气存内，邪不可干。中风患者多是本虚标实，日常生活起居十分重要。

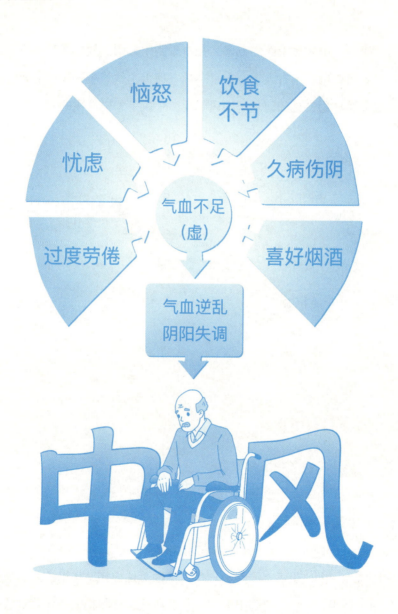

（2）中风的分类

中医的最大特点就是辨证论治，就是对每个人进行个体化分析，通过症状、舌脉等的特点，明确这个人的证型，再根据此证型选择适合的治法与方药。

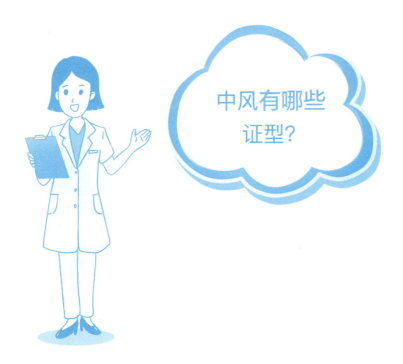

那么中风有哪些证型呢？

首先，根据患者有无意识不清，可分为中经络和中脏腑两大类。

突然倒地不起，意识不清，就是中脏腑。中脏腑又可分为阳闭和阴闭两个证型。具体特点如下：

阳闭：起病骤急，神昏，半身不遂，鼻鼾痰鸣，肢体强痉拘急，项

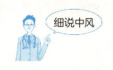

背身热,躁扰不宁,频繁抽搐,偶见呕血,舌质红绛,舌苔黄腻或干腻,脉弦滑数。

阴闭:突发神昏,半身不遂,肢体松懈,瘫软不温,甚则四肢逆冷,面白唇暗,痰涎壅盛,舌质暗淡,舌苔白腻,脉沉滑或沉缓。

脱证:突发神昏,不省人事,目合口开,鼻鼾息微,手足湿冷,肢体软瘫,二便失禁。

如果没有意识不清,仅是突然出现偏身活动不利、言语不利等症状,则为中经络。中经络分为以下几个证型:

肝阳暴亢:半身不遂,偏身麻木,舌强言謇或不语,或口舌歪斜,眩晕头痛,面红目赤,口苦咽干,心烦易怒,尿赤便干,舌质红或红绛,脉弦有力。

风痰阻络:半身不遂,口舌歪斜,舌强言謇或不语,偏身麻木,头晕目眩,舌质暗淡,舌苔薄白或白腻,脉弦滑。

痰热腑实:半身不遂,口舌歪斜,言语謇涩或不语,偏身麻木,腹胀便干、便秘,头晕目眩,咯痰或痰多,舌质暗红或暗淡,苔黄或黄腻,脉弦滑或偏瘫侧脉弦滑而大。

气虚血瘀:半身不遂,口舌歪斜,口角流涎,言语謇涩或不语,偏身麻木,面色㿠白,气短乏力,心悸,自汗,便溏,手足肿胀,舌质暗淡,舌苔薄白或白腻,脉沉细、细缓或细弦。

阴虚风动:半身不遂,口舌歪斜,舌强言謇或不语,偏身麻木,烦躁失眠,眩晕耳鸣,手足心热,舌质红绛或暗红,少苔或无苔,脉细弦或细弦数。

不同证型,治法不同,所对应的生活调息也不同。

第 3 章 // 大脑的日常与病变

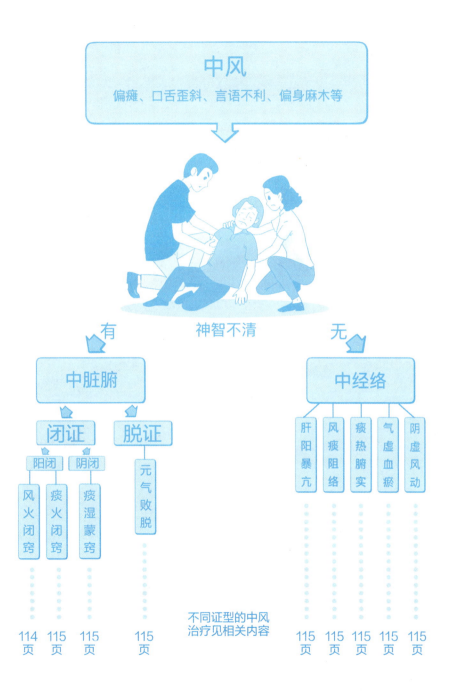

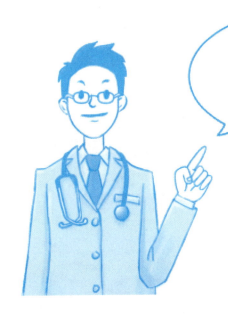

第 4 章
Chapter
--- 04 ---

应对中风来袭

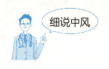

1 引 言

有了前几章基础知识的积累,您应该对中风有一定的了解了吧。那么当中风不幸来袭,患者及家属应该怎么办呢?

临床上,很多患者发病时并不能意识到自己已经中风了,总认为"歇歇就好了",错过了治疗的黄金时间,非常可惜。时间就是大脑,出现中风症状时最需要做的就是以最快的速度就诊。

本章我们将具体介绍中风发生后应该怎么做,就医时的检查和治疗意义何在,应该如何配合医生。

下面这张图,是应对中风的大体流程,也是这一章节的脉络。

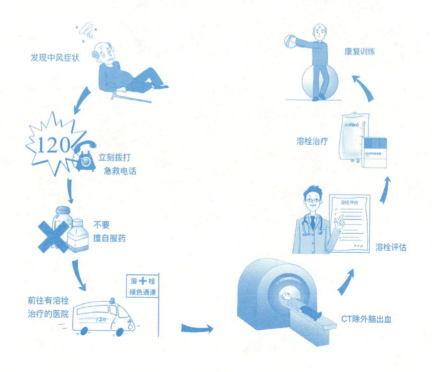

2 中风的院前应对策略

一旦发生中风,在到达医院前,患者及家属是最重要的角色,可按照下面的步骤来做。

(1)迅速识别中风

在第 1 章中,我们就讲了如何识别中风,这里再把要点回顾一下。

中风的第一特点就是急性起病,突然出现一系列症状。这些症状多集中在一侧肢体,常见的症状如偏瘫、偏身麻木、口齿不清、口舌歪斜、视野障碍、复视、运动失调、呛咳、眩晕等。

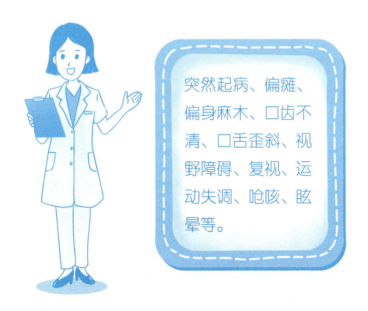

突然起病、偏瘫、偏身麻木、口齿不清、口舌歪斜、视野障碍、复视、运动失调、呛咳、眩晕等。

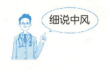

（2）迅速拨打急救电话（120或999）

还记得"时间就是大脑"吗？既然脑细胞会随着缺血时间的延长而不断坏死，那么院前应对策略的核心当然就是"快"！

出现中风症状，要立刻拨打999或120，前往较近的可以进行溶栓治疗的医院。

再次强调，出现疑似中风症状时，首先要拨打急救电话，千万不要觉得"休息休息就没事了"或"睡一觉就没事了"，如果错过溶栓治疗的时间窗将是巨大的损失。

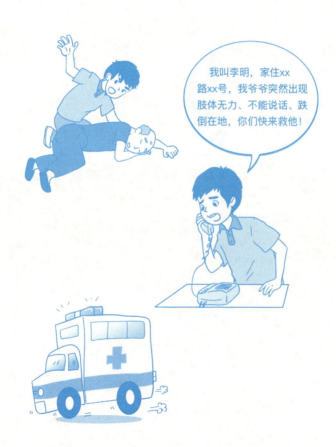

第4章 // 应对中风来袭

尽量赶到可以进行溶栓及血管内治疗的医院，才能使患者得到及时、必要的治疗。现在能进行溶栓及血管内治疗的医院越来越多，可向急救人员了解。

（3）不要乱吃降压药，正确搬运患者

等待急救车期间，需要做什么呢？

患者平卧休息，等待急救车到来。如果患者因为肢体活动不利，摔倒在地上，可把患者放平，在背部、四肢垫上被褥或衣物，以免肢体长时间被压迫。

如果必须搬运患者，应注意方法。尽量让患者身体保持水平，分别托头、腰臀、小腿，同时用力，切勿扛、抬、抱、拖。

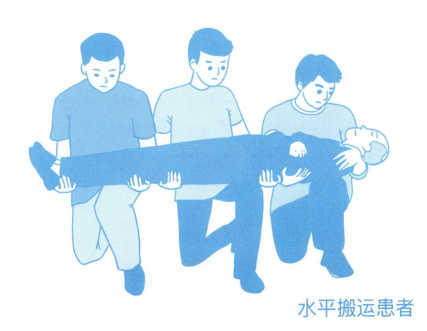

水平搬运患者

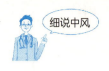

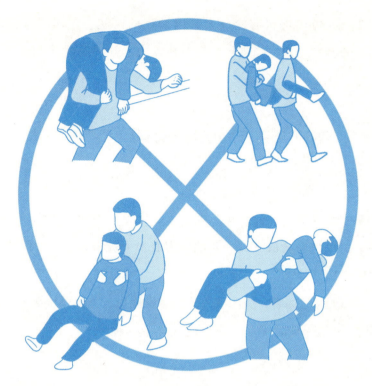

  还有一点需要注意，就是不要随便给患者吃药，尤其是降压药。脑血管阻塞时，患者往往会代偿性的血压升高，以使更多血液被送到大脑，这是大脑的应激反应和自我保护机制。不少患者和家属并不知道这一点，发现血压升高就服用大量降压药，导致血压迅速下降，进一步加重脑部缺血，加重病情。

  所以，不建议自行给中风患者服用降压药。

  此外，如果出现呕吐，要避免患者将呕吐物误吸入肺中。可让患者平卧，头偏向一侧，使呕吐物及时流出，还要注意清除口腔里的异物。

第4章 应对中风来袭

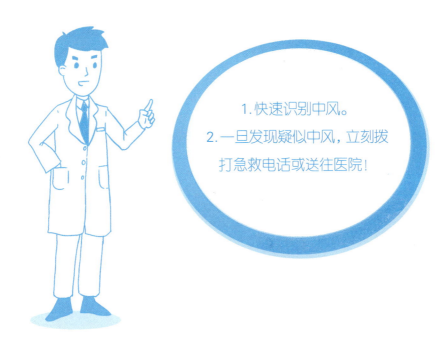

1. 快速识别中风。
2. 一旦发现疑似中风,立刻拨打急救电话或送往医院!

3 急诊就医不慌乱

上了救护车之后,就开始了就诊环节。患者及家属最需要做的就是全力配合医务人员,完成所需的各个环节,尽快评估、明确诊断、及时治疗。

这个时候一定不要慌乱!

针对中风患者,很多医院都设有绿色通道,也就是医院专门为急性中风患者预备的畅通无阻的就诊流程。前面已经讲过,血管阻塞后的数小时是打通血管的最好时机,有机会进行溶栓治疗或血管内治疗,医护人员需要争分夺秒。

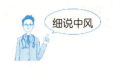

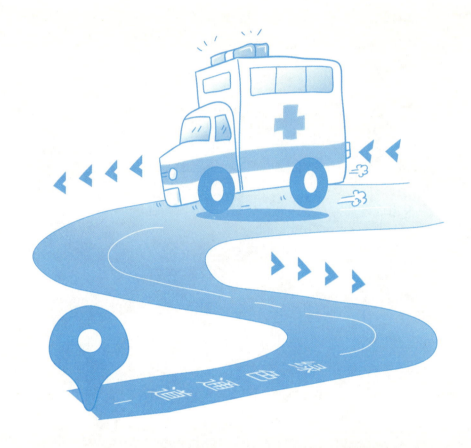

救护车到达医院后,急救车上的医生会直接与急诊科的医生沟通,基本不需要患者及家属操心。

而如果是患者及家属自行到医院就诊的话,可以直接到急诊室分诊台,详细说明情况。医护人员会进一步判断病情,明确是否需要紧急处理。

作为医生,我非常能理解患者和家属紧张而焦急的心情。但越是着急,越要控制住自己的情绪。因为焦虑的情绪及表现可能会影响医生的判断,干扰医生的思路等,这反而会使接诊时间延长,耽误患者的治疗。

第 4 章 // 应对中风来袭

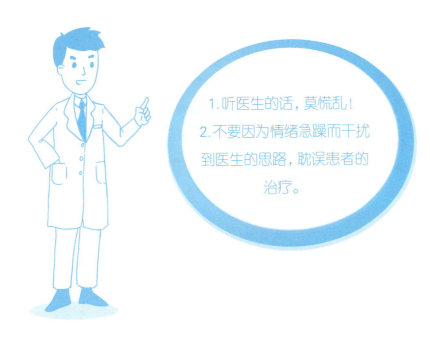

1. 听医生的话,莫慌乱!
2. 不要因为情绪急躁而干扰到医生的思路,耽误患者的治疗。

4 发病时间很重要

医生需要在了解发病情况、收集病史、做基本的神经系统检查等后,才能对病情进行初步判断。

那么在此过程中,患者及家属需要注意什么呢?告诉医生比较准确的发病时间,症状到底是从什么时间开始的,这至关重要。

比如患者是上午 10 点出去散步时突然出现偏身活动不利的,那么发病时间就是 10 点。

而如果是早上起床一睁眼就发现自己一侧肢体不会动了(专业术语称为"醒后卒中"),不知道睡眠中的发病时间,则以肢体正常的最后时间来计算

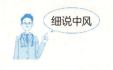 细说中风

发病时间。

如患者22点睡觉,第二天早上6点醒后发现一侧肢体不能活动,22点即为发病时间。患者已经错过了溶栓的时间窗,应该没有机会进行静脉溶栓了。而如果患者22点睡觉,凌晨4点起夜上厕所时还没有任何不适,肢体活动正常,直到6点起床才发现一侧肢体不能活动,那么发病时间就以凌晨4点来计算。及时赶到医院的话,患者是有机会进行静脉溶栓治疗的。

可见,发病时间的准确性对于医生评估治疗方案十分重要。

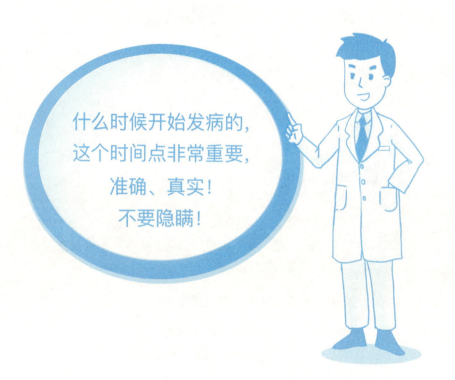

什么时候开始发病的,这个时间点非常重要,准确、真实!不要隐瞒!

5 诊断的指向标——头颅 CT

接下来需要做些什么呢？

当然是进行头颅 CT 检查。中风的症状可能是脑梗死引起的，也可能是脑出血引起的，仅通过症状或体征有时很难区分开。而脑梗死和脑出血的治疗方案是相反的，必须加以鉴别才能决定治疗的方向。头颅 CT 检查就是用来鉴别二者的利器。

CT 呈现的影像由被检查的组织密度决定，血液的密度比脑组织高，在发生脑出血时血液进入脑组织，出血位置的 CT 影像就会呈现白色（密度越高，颜色越白）。而梗死灶在 CT 上是深色的，与出血相反。

正常的头颅 CT：
骨骼密度最高，是白色的；脑脊液密度最低，所以是黑色的；
脑组织呈现灰色。

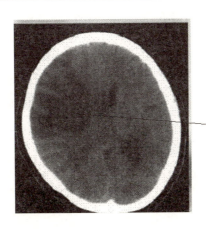

脑梗死的头颅 CT：
脑组织缺血坏死，呈现深灰色。

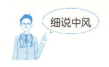 细说中风

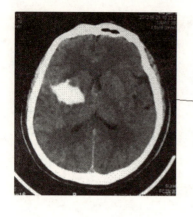

脑出血的头颅CT：血液密度高，呈现白色。

中风了为什么头颅CT却未见明显异常？

有些患者中风后赶紧赶到医院，行头颅CT却未见明显异常，这是因为得的是脑梗死，梗死灶在CT上显影慢，可能尚未显示出来。出血灶在CT上显影快且清晰，如果CT未见明显异常，说明可以排除脑出血。您明白这个诊断逻辑了吗？

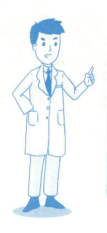

1. 脑出血与脑梗死治疗不同，所以区分脑出血还是脑梗死很重要。
2. 通过头颅CT可快速区别脑梗死还是脑出血。

有些患者中风后赶到医院，头颅CT却未见明显异常。这是因为头颅CT对于新发脑梗死并不是很敏感，可能在发病24~48小时后才出现异常影像。此外，对于有些小病灶，尤其是脑干的病灶，也不能清晰显影，且难以区分梗死灶是新发的还是陈旧的。

而出血在CT上显影快且清晰，如果CT未见明显异常，说明可以排除脑出血。所以说，头颅CT是区分脑梗死和脑出血的指向标。

6 脑梗死急性期最重要的治疗——血管再通治疗

> 前面所有的铺垫,都是为了这个时刻:
> **血管再通治疗**
> 因为,这是唯一可以治愈脑梗死的方法。

前面的章节已经提到,脑梗死的主要原因为血管的完全或不完全阻塞所导致的脑细胞缺血坏死。因此在治疗上,最重要的就是在脑细胞坏死之前使血管再通,恢复脑组织的血液灌注,这样才能挽救处于缺血状态、还没有坏死的脑组织。

目前,血管再通的办法主要有两种:静脉溶栓治疗和血管内治疗。

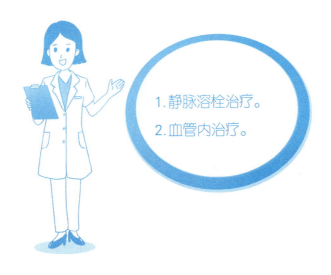

1. 静脉溶栓治疗。
2. 血管内治疗。

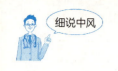

细说中风

（1）静脉溶栓治疗

脑梗死部位相关的血管内存在血栓，可以通过静脉溶栓治疗。这种疗法属于神经内科范畴，优势是可快速启动治疗，操作简单、用时少。

静脉溶栓是改善急性缺血性脑卒中结局最有效的药物治疗手段，而阿替普酶（rt-PA）则是进行超早期静脉溶栓的首选药物，已被我国和许多国家的指南推荐。

但目前急性缺血性脑卒中溶栓治疗的比例仍然很低。据流行病学调查显示，约 20% 的患者于发病 3 小时之内到达急诊室，12.6% 的患者适合溶栓治疗，只有 2.4% 的患者进行了溶栓治疗，而使用 rt-PA 静脉溶栓治疗的仅有 1.6%。

开展急性缺血性脑卒中超早期溶栓治疗的一个主要难点是，大多数患者没有及时被送达医院或各种原因导致的院内延迟。

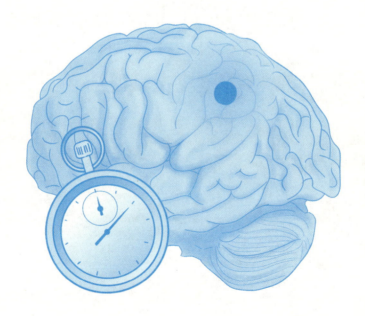

当然，任何事物都是存在正反两面的，溶栓也是如此。那么溶栓的利与弊都是什么呢？

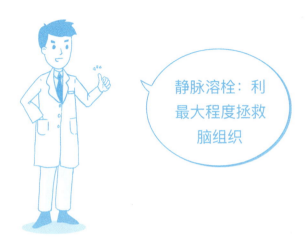

好处不用多说，当然是可以增加血管再通的可能性，拯救脑组织。而坏处则是容易引起出血，如颅内出血、消化道出血等。

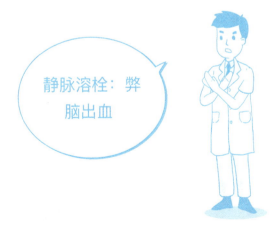

溶栓治疗是一把双刃剑，只有合理地挥舞这把剑，才不会伤到自己。为了获得最大的好处，尽量避免弊端，rt-PA 的使用有严格的条件：

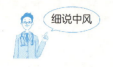 细说中风

适应证
1. 有缺血性脑卒中导致的神经功能缺损症状 2. 症状出现<3h 3. 年龄>18岁 4. 患者或家属签署知情同意书
禁忌证
1. 近3个月有重大头颅外伤史或脑卒中史 2. 可疑蛛网膜下腔出血 3. 近1周内有在不易压迫止血部位的动脉穿刺 4. 既往有颅内出血 5. 颅内肿瘤,动静脉畸形,动脉瘤 6. 近期有颅内或椎管内手术 7. 血压升高:收缩压>180mmHg,或舒张压>100mmHg 8. 活动性内出血 9. 急性出血倾向,包括血小板计数低于$100×10^9$/L或其他情况 10. 48小时内接受过肝素治疗(APTT超出正常范围上限) 11. 已口服抗凝药者INR>1.7或PT>15秒 12. 目前正在使用凝血酶抑制剂或Xa因子抑制剂、各种敏感的实验室检查异常(如APTT,INR,血小板计数、ECT;TT或恰当的Xa因子活性测定等) 13. 血糖<2.7mmol/L 14. CT提示多脑叶梗死(低密度影>1/3大脑半球)
相对禁忌证
下列情况需谨慎考虑和权衡溶栓的风险与获益(即虽然存在一项或多项相对禁忌证,但并非绝对不能溶栓): 1. 轻型脑卒中或症状快速改善的脑卒中 2. 妊娠 3. 痫性发作后出现的神经功能损害症状 4. 近2周内有大型外科手术或严重外伤 5. 近3周内有胃肠或泌尿系统出血 6. 近3个月内有心肌梗死史

符合上述标准而又没有禁忌证的患者,溶栓治疗收益与风险才能成为正平衡,才适合积极地进行溶栓治疗。无论什么情况都一味地进行溶栓,是不明智的。

当然,上表是针对发病3小时以内的患者,发病时间在3~4.5小时的患者仍有静脉溶栓机会,只是风险相对更高,需要医生做更谨慎的评估。

评估溶栓的适应证与禁忌证,是神经内科医生的工作。作为患者,在医生评估静脉溶栓适应证的时候,需要注意什么呢?

1）详细告知病史

包括现病史，如什么时候起病、有什么伴随症状等；既往史，如手术史、有没有得过脑出血、有没有颅内肿瘤、有没有活动性出血等。

2）理智面对静脉溶栓

评估结果为适合静脉溶栓后，医生会就病情进行告知。这项工作的目的是希望患者和家属理解，静脉溶栓有希望治愈脑梗死，但不是百分之百治愈；没有禁忌证并不代表没有出血风险，只是相对于风险，获益的可能性更大。

3）医患同一阵营

在有限的时间内，要权衡利弊，快速做出选择。"溶还是不溶"，这个决定是医生和患者家属共同做出的，也需要双方共同承担不良反应等风险。希望您能知道，面对疾病，医生与患者处在同一阵营，为患者的将来多争取一线希望，这是医生和患者及家属的共同追求。

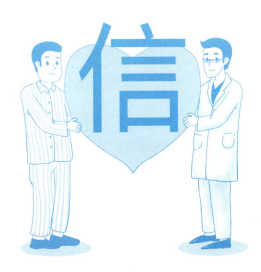

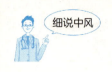细说中风

（2）血管内治疗

如果错过了时间窗，或者静脉溶栓效果不理想，采取血管内治疗也许还会有一线生机。这属于神经外科的治疗范畴，也就是需要手术治疗。

血管内治疗最早是急性心肌梗死的治疗手段，随着神经外科医务工作者的努力，近几年来针对中风的血管内治疗发展十分迅速。

血管内治疗包括动脉溶栓和动脉取栓，在这里就不详细阐述了。您只需要知道，当静脉溶栓失败或无法采用的时候，还可以选择血管内治疗。可以咨询神经外科医生。

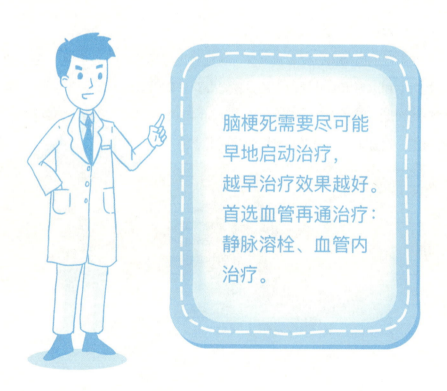

脑梗死需要尽可能早地启动治疗，越早治疗效果越好。首选血管再通治疗：静脉溶栓、血管内治疗。

7 脑梗死急性期的二级预防

无论是否能在溶栓时间窗内进行血管再通治疗,我们都需要同时进行预防治疗。

这里要介绍一下"二级预防"这个概念,这也是您常常会听到医生提到的一个词。

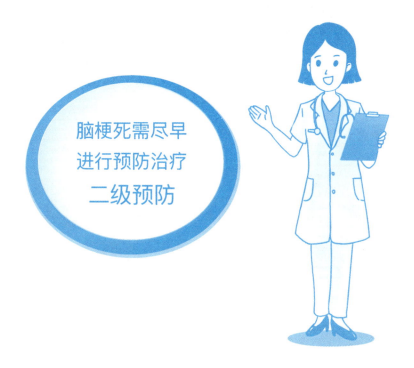

脑梗死二级预防,就是指对已经发生了脑梗死的患者采取防治措施,预防病情进展。前面的章节我们也提到了,脑梗死除了有高致残率以外,最大的特点就是高复发率。

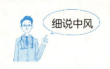

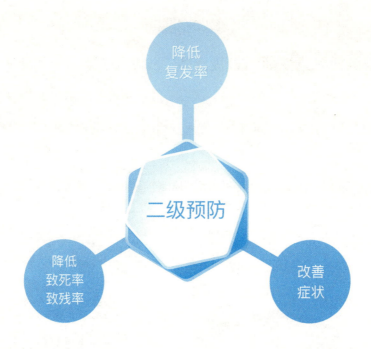

改善症状、降低病死病残率,同时防止复发就是脑梗死二级预防的目的。

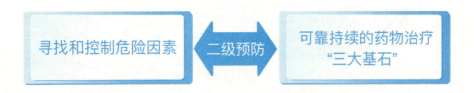

脑梗死二级预防的主要措施有两个。

(1) 寻找和控制危险因素

您可以通过下面的表格排查一下,自己有哪些脑梗死的危险因素,具体

第 4 章 // 应对中风来袭

的诊断、治疗及预防方法，我们会在最后一章详细为您解析。您还可以根据参考页码，在后面章节找到相应的内容。

	危险因素	参考页码
☐	高血压	161页
☐	血脂异常	178页
☐	糖尿病	186页
☐	心房颤动	193页
☐	肥胖	198页
☐	吸烟	201页
☐	饮酒	205页

高血压、高脂血症、糖尿病、心房颤动、肥胖、吸烟、饮酒等都属于脑梗死的危险因素，但对于脑梗死急性期而言，血压和血糖这两点需要单提出来强调。

刚发病的时候，大多数患者都会伴有血压的升高。有观点认为，此时血压升高可能是大脑的自我保护机制，而目前的脑梗死治疗指南也提出在患病24小时之内可以不控制血压。所以，您需要注意，不要自以为血压升高了就要吃降压药，而是要在医生评估后合理地口服降压药。

急性期的血糖控制也很重要。有报道称40%的患者存在脑卒中后高血糖，对预后不利。所以，脑梗死急性期的血糖控制尤为重要。医生会根据您的血糖水平调整降糖方案，甚至临时使用胰岛素强化降糖治疗。

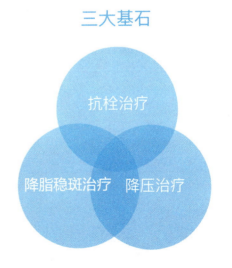

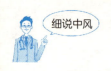

细说中风

（2）药物治疗的"三大基石"

抗栓治疗、降脂稳斑治疗、降压治疗被称为二级预防药物治疗的"三大基石"。

首先，了解一下抗栓治疗。

抗栓治疗可进一步分成抗血小板治疗和抗凝治疗，都具有抗血栓形成的作用，但针对的血栓成分不同。抗血小板治疗主要针对白血栓，而抗凝治疗主要针对红血栓。

前面讲过，脑梗死的病因可以分成动脉粥样硬化血栓形成、心源性栓塞等。动脉粥样硬化血栓多为白血栓，而心源性栓塞的血栓多为红血栓，所以可以根据患者脑梗死的病因选择抗栓治疗药物。

中国人最常见的梗死原因就是动脉粥样硬化，所以日常生活中常常会见到周围的亲戚朋友服用抗血小板药物，如阿司匹林和波立维。

白色血栓是从哪里来的呢？这就和血管壁上的动脉粥样硬化斑块有关了。动脉粥样硬化斑块一旦破裂，就会引起血小板聚集，进而形成血栓。

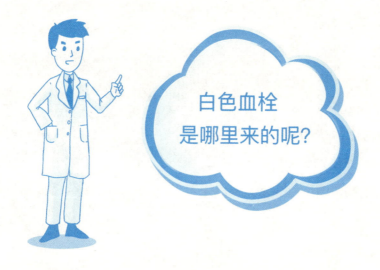

白色血栓是哪里来的呢？

第4章 // 应对中风来袭

临床上常用的他汀类药物作用就在于此,这类药物不仅可以降低低密度脂蛋白胆固醇,还可以稳定粥样硬化斑块,避免其破裂导致血栓形成。

因此,他汀类药物联合抗血小板药物可以共同降低血栓形成的概率。

那么为什么会出现粥样硬化斑块呢?

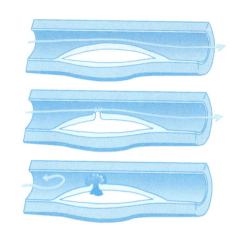

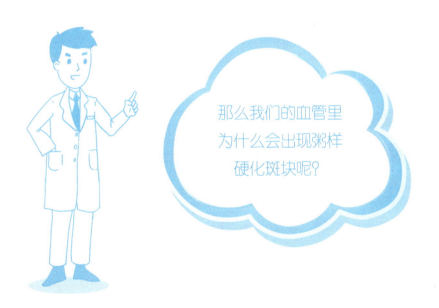

那么我们的血管里为什么会出现粥样硬化斑块呢?

原因就是血管壁长期受到损害。最常见的损害原因(同样也是最主要的动脉粥样硬化危险因素),就是高血压了。降压治疗可以减少动脉粥样硬化的发生,减少斑块形成及血栓形成的风险。

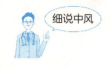

细说中风

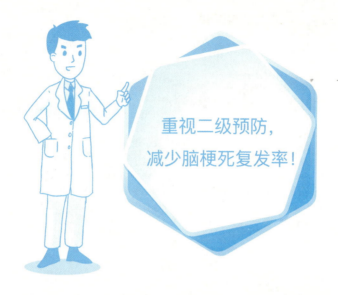

重视二级预防，减少脑梗死复发率！

可以说，抗栓药物、降脂稳斑药物及降压药物构成了预防再次脑梗的三大基础治疗。

8 脑梗死恢复期的康复治疗

脑梗死发生两周后，症状基本平稳，很少再发生波动，此时需要开始进行功能锻炼，促进功能恢复。

前面提到过，出现言语不利及偏瘫等症状是因为脑组织缺血坏死了，而脑组织损伤后是不能再生的，那康复的意义又是什么呢？

答案就是依靠其他的脑组织进行功能代偿。我们的脑组织都具有潜能，具有可塑性，可以通过功能锻炼，不断强化神经细胞的传递功能，促进递质释放，增加突触电位，激活或建立新的突触联络，从而恢复正常的传导运动功能。

第 4 章 // 应对中风来袭

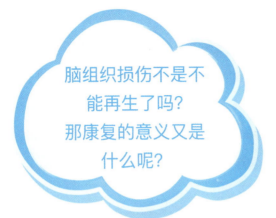
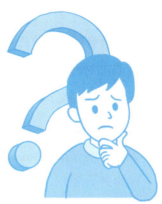

脑组织损伤不是不能再生了吗？那康复的意义又是什么呢？

已经坏死的脑组织是不能再生的，但可以通过锻炼，让其他脑组织替代已坏死脑组织的作用，从而在一定程度上恢复身体的功能。只有通过锻炼才能使更多功能恢复。

而如果不锻炼，不仅恢复困难，还会导致肌张力增高、失用性肌萎缩，最终遗留永久而严重的后遗症。

所以，对于患者来说，并非病情稳定后就没事了，就可以回家修养了，而是需要积极地进行康复训练，才能恢复得更好。

当然，康复训练的效果因人而异，很多时候还是会留下后遗症的。举个例子说，如果医生因病无法工作，对普通人进行 3 个月的培训来接替医生，再出色的受训者也不可能和医生做得一样好。康复训练也一样，让周围的脑组织代替损伤的脑组织工作，但代偿程度是有限的。

不过，即便是有限的功能恢复，对于患者来说也是非常有意义的。看似点滴的进步，对于患者的远期预后以及家属的看护都是极大的福音。

通过康复训练，卧床的患者可能自己翻身、自己坐住，这样就不会得褥疮，减少坠积性肺炎的发生率，家属也容易协助穿衣服；不能站立的患者哪

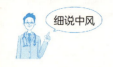

怕只能在搀扶下站起，就方便家属帮助如厕；不能单独行走的患者，能拄着拐杖缓慢行走，就可以外出散步。

所以，康复对于脑梗死的患者和家人来说，都意义重大。

康复的时间则是越早越好，一般6个月内是黄金时期，一旦超过此时间，恢复效果要大大下降。

还是要强调，康复是因人而异的，需要量力而行。患者进行过度或不适当的康复，反而可能造成伤害，如摔伤骨折、心血管疾病等，甚至导致死亡，这样的例子在临床上并不罕见。

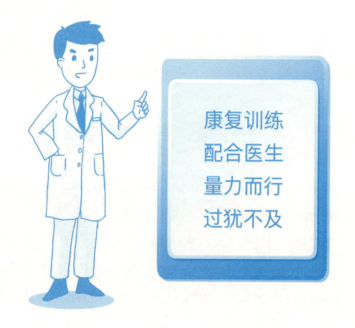

第 4 章 // 应对中风来袭

本节内容对于患者和家属都很重要,我们再来总结一下。

发生中风,要尽快拨打急救电话。尽快到医院急诊就诊,节省时间,增加溶栓治疗的机会。

就诊时要按照分诊台指示。家属注意控制情绪,让医生在最佳的状态下接诊,避免降低工作效率、错过溶栓时间。

明确脑梗死诊断后,静脉溶栓治疗为首选,但限定条件严格,须视情况而定。

无论是否进行静脉溶栓治疗,都需要针对动脉粥样硬化进行治疗,尤其是"三大基石":抗栓治疗、降压治疗、降脂稳斑治疗,需贯穿脑梗死各个时期。这些治疗不仅可以预防脑梗死早期加重,更可以降低日后脑梗死复发的可能性。

积极康复治疗,以获得最大的恢复效果。

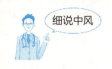
细说中风

9 中风的中药治疗

（1）中西药并用效果好

中医中药，博大精深，治疗中风更是经验丰富。服用中药，有助于中风患者更好恢复。

但要注意的是，医学是包容的，是与时俱进的。中医也不例外，自古就有博采众长的思想，并不排斥现代医学。现代中医也要看抽血结果，也要看影像学检查结果，也可能要求患者服用西药。

所以，寻求中医中药治疗，一定要在正规的西医治疗基础上进行。中风患者只服用中药而拒绝西医治疗，恐怕会延误病情。

（2）辨证论治是关键

每个人都是一个独特的个体。中医认为，不同的人发生中风的病机是不同的，而需要服用的中药也是不完全相同的，需要望闻问切综合判断出中风的证型，然后才能施治。没有一种中药适合所有类型的中风。

中医对于中风的辨证分型及遣方用药大致如下：

1）中风之中脏腑

中风—中脏腑—闭证—风火闭窍。

治法：清热熄风，醒神开窍。

方药：可选用天麻钩藤饮配合紫雪丹或安宫牛黄丸鼻饲。

中风—中脏腑—闭证—痰火闭窍。

治法：清热涤痰，醒神开窍。

方药：可选用羚羊角汤配合至宝丹或安宫牛黄丸鼻饲。

中风—中脏腑—闭证—痰湿蒙窍。

治法：燥湿化痰，醒神开窍。

方药：可选用涤痰汤配合苏合香丸鼻饲。

中风—中脏腑—脱证—元气败脱。

治法：益气回阳，扶正固脱。

方药：可选用参附汤。

2）中风之中经络

中风—中经络—肝阳暴亢。

治法：平肝熄风潜阳。

方药：可选用天麻钩藤饮。

中风—中经络—风痰阻络。

治法：化痰熄风通络。

方药：可选用化痰通络汤。

中风—中经络—痰热腑实。

治法：通腑泄热化痰。

方药：可选用星蒌承气汤。

中风—中经络—气虚血瘀。

治法：益气活血通络。

方药：可选用补阳还五汤。

中风—中经络—阴虚风动。

治法：滋阴潜阳，镇肝熄风。

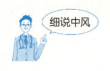

方药：可选用镇肝熄风汤。

10 中风的耳穴治疗

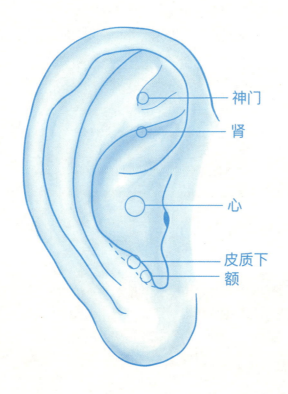

中医认为耳与经络之间有着密切的关系，耳廓上有各个穴位对应全身的各个脏器，这些穴位叫作耳穴，也叫反应点、刺激点。

当人体内脏或躯体有病时，往往会在耳廓的一定部位出现局部反应，如压痛、结节、变色、导电性能变化等。这一现象可以作为诊断疾病的参考，也可以用针刺或按压耳豆等方式进行穴位刺激，以达到治病与预防保健的功效。

耳穴的治疗范围广，操作方便，建议中风患者进行此类治疗，以期取得更好疗效。

11 中风的穴位贴敷治疗

穴位贴敷疗法，是以中医经络学说为理论依据，把药物研成细末，用水、醋、酒、蛋清、蜂蜜、植物油、清凉油、药液甚至唾液调成糊状，或用呈凝固状的油脂（如凡士林等）、黄醋、米饭、枣泥制成软膏、丸剂或饼剂，或将中药汤剂熬成膏，或将药末撒于膏药上，再直接贴敷穴位、患处（阿是穴），用来治疗疾病的一种无创痛疗法。

穴位贴敷是中医治疗学的重要组成部分，是我国劳动人民在长期与疾病做斗争中总结出来的一套独特的、行之有效的治疗方法，它经历了无数次的实践、认识、再实践、再认识的发展过程，有着极为悠久的发展历史。

穴位贴敷具有作用直接、适应证广、用药安全、简单易学、便于推广、取材广泛、价廉药俭、疗效确切、无创无痛等优点。

中风患者可在医生的指导下选取相应穴位、选用相应中药进行外敷，对于患侧肢体力量的恢复、肌肉挛缩痉挛的缓解及身体状态的综合调理等均可起到治疗作用。

12 中风的针灸治疗

前面我们讲到了中风的病机特点。中风的患者本质是本虚标实。正气不

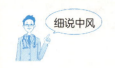

足，卫外不固，风、火、痰、瘀累及心、肝、脾、肾等脏。劳累过度，肝肾阴虚，阴虚阳亢，上扰神明。饮食不节，脾虚痰热内盛或者五志过极。

针灸是一种中国特有的治疗疾病的手段。它是一种"内病外治"的方法。是通过经络、腧穴的传导作用，以及应用一定的操作手法，来治疗全身疾病的。

经络，是经和络的总称。经，又称经脉，有路径之意。经脉贯通上下，沟通内外，是经络系统中纵行的主干。故曰："经者，径也。"经脉大多循行于人体的深部，且有一定的循行部位。络，又称络脉，有网络之意。络脉是经脉别出的分支，较经脉细小。故曰："支而横出者为络。"络脉纵横交错，网络全身，无处不至。

经络相贯，遍布全身，形成一个纵横交错的联络网，通过有规律的循行和复杂的联络交会，组成了经络系统，把人体五脏六腑、肢体官窍及皮肉筋骨等组织紧密地联结成统一的有机整体，从而保证了人体生命活动的正常进行。所以说，经络是运行气血，联络脏腑肢节，沟通内外上下，调节人体功能的一种特殊的通路系统。

针灸的治疗作用有以下几点。

（1）调和阴阳

人体在正常情况下，保持着阴阳相对平衡的状态。如果因七情六淫以及跌仆损伤等因素使阴阳的平衡遭到破坏，就会导致"阴胜则阳病，阳胜则阴病"等病理变化，产生"阳盛则热，阴盛则寒"等临床证候。针灸治病的关键就在于根据证候的属性来调节阴阳的偏盛俯衰，使机体转归于"阴平阳秘气"，恢复其正常的生理功能，从而达到治愈疾病的目的。

针灸调和阴阳的作用，基本上是通过经穴配伍和针刺手法来完成的。例如：由肾阴不足，肝阳上亢而引起的头痛，治当育阴潜阳，可取足少阴经穴针以补法，配足厥阴经穴针以泻法。又如阳气盛、阴气虚可导致失眠，阴气盛、阳气虚则可引起嗜睡。两者都可以取阴蹻的照海和阳蹻的申脉进行治疗，但失眠应补阴泻阳，嗜睡应补阳泻阴。还有从阳引阴，从阴引阳等法，都具有调和阴阳的作用。

（2）扶正祛邪

扶正，就是扶助抗病能力；祛邪，就是祛除致病因素。疾病的发生、发展及其转归的过程，即正气与邪气相互斗争的过程。

疾病的发生，是正气处于相对劣势，邪气处于相对优势而形成的。如果正气旺盛，邪气就不足以致病。假使正气虚弱，邪气就会乘虚侵入而致病。

既病之后，机体仍然会不断地产生相应的抗病能力，与致病因素做斗争。若正能胜邪，则邪退而病向愈；若正不敌邪，则邪避而病恶化。因此，扶正祛邪是保证疾病趋向良性转归的基本法则。

针灸治病，就在于能够发挥其扶正祛邪的作用。大凡针刺补法和艾灸有扶正的作用；针刺泻法和放血有祛邪的作用，但在具体运用时必须结合腧穴的特殊性来考虑。

此外，还要根据邪正消长的转化情况，区别病症的标本缓急，随机应用扶正祛邪的法则。否则，就不能取得预期的疗效，甚至造成不良后果。

（3）疏通经络

人体的经络"内属于脏腑，外络于肢节"。十二经脉的分布，阳经在四肢之表，属于六腑；阴经在四肢之里，属于五脏。并通过十五络的联系，沟

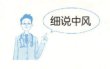

细说中风

通表里，组成了气血循环的通路，它们"内溉脏腑，外濡腠理"，维持着正常的生理功能。

就病理而言，经络与脏腑之间也是息息相关的。病起于外者，经络先病而后可传于脏腑；病生于内者，脏腑先病而后可反映于经络。这些病症的由来，就是因为某些致病因素导致经络脏腑的气血偏虚偏实的结果。

针灸治病，就是根据经络与脏腑在生理病理上相互影响的机制，在腧穴部位进行针刺或艾灸，取得"通其经脉，调其血气"的作用，从而排除病理因素，治愈疾病。

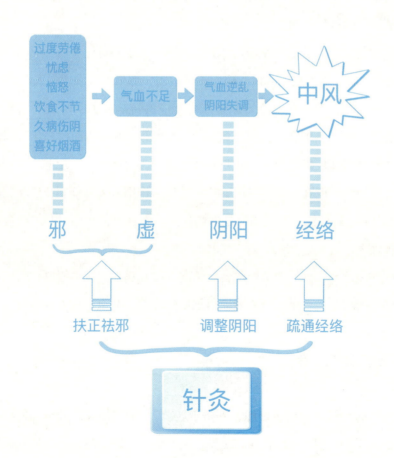

第4章 // 应对中风来袭

中风病的病机特点我们在前面提到过。患者本身气血内虚，在其基础上因劳倦内伤、忧思恼怒、嗜食厚味及烟酒等诱因，引起脏腑阴阳失调、气血逆乱、直冲犯脑，导致脑脉痹阻或血溢脑脉之外而发病。

而针灸的扶正祛邪、调整阴阳、疏通经络的作用，正好有助于中风病的辅助治疗。如上图所示。

所以，脑梗死的患者，在西医治疗的基础上，配合针灸治疗，有助于肢体、言语等功能的康复。

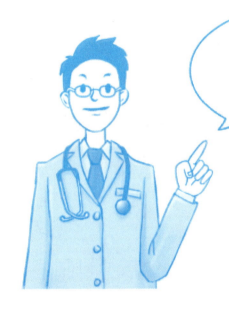

第 5 章 Chapter 05

中风的"坏帮手"——并发症

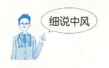

细说中风

1 引 言

什么是并发症呢？简单来说就是由某种疾病导致的其他疾病。

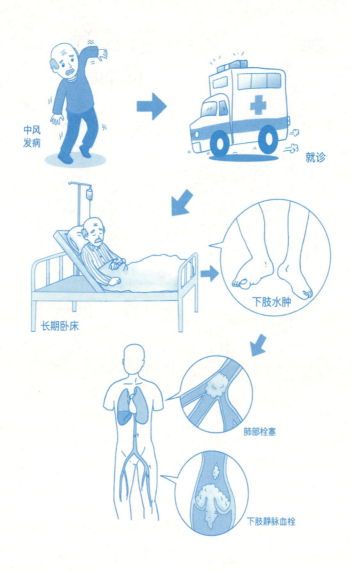

第 5 章 // 中风的"坏帮手"——并发症

先看这个病例。

张爷爷突发脑梗死,好在治疗及时,开始了漫长的恢复。他长期卧床,虽然右边胳膊腿不能动,但其他地方并没有什么不舒服。直到 2 周后的一天,张爷爷一觉醒来发现自己右腿胀痛明显,并且肿了起来。后来被查出是右腿的静脉里出现血栓了,堵塞了血管,还有一部分血栓从静脉里脱落,随着血液循环进入了肺里,堵塞肺血管,形成了肺栓塞。

这个病例清楚地展示了什么叫并发症。张爷爷本来是得了脑梗死,右侧肢体不能活动,瘫痪在床。而右腿不能活动导致右腿静脉出现血栓(下肢静脉血栓),而下肢静脉血栓就是脑梗死的常见并发症之一。除了下肢肿胀疼痛,下肢的静脉血栓还可能脱落,随着血液循环进入肺,堵住肺部血管,进而发生肺栓塞。大面积的肺栓塞可在几十分钟的时间里就夺走人的生命,非常危险。肺栓塞也就是下肢静脉血栓的并发症。

当然,中风的症状多种多样,不仅仅只有偏瘫,这些并发症会让病情雪上加霜,甚至是直接威胁生命。

并发症的存在,使中风对患者的打击成倍增加,还可能出现恶性循环。早期预防并发症,或者在出现并发症时及时救治,极为关键。

2 脑　疝

王先生因行动不便,住进了神经科病房。安置好以后,主管的李医生开始对病情进行初步了解。

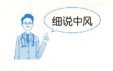

细说中风

李医生问:"您哪里不舒服?"

王先生困难地回答:"我的左半边身子不能动,舌头也不听使唤。"

李医生又问:"这些症状是什么时候出现的?"

王先生回答:"今天早上一醒来就有,当时左半边身子还能勉强动一动,现在一点儿也动不了了,连说话都不太清楚了。"

经过详细的查体,李医生发现王先生的病情很重,还可能进一步加重,赶紧用上了药物进行治疗。

第二天查房时,病情还是出现了变化。

王先生似乎很困,怎么也睡不够似的。

被叫醒后,王先生的眼睛并没有看向李医生,而是一直向右看。

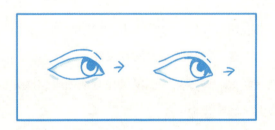

李医生试图和王先生交流,王先生却没有什么反应,半分钟后就又睡着了。

王先生被转入了监护室进行进一步的密切监测,但精神状态并没有好转,越来越难以唤醒。

头颅CT检查显示,王先生右侧大脑半球广泛坏死、肿胀,肿胀的脑组织从右侧挤到了左侧,左侧的脑组织被挤压变形。病情危急,王先生很快就被转到了神经外科,进行了开颅手术。

第 5 章 // 中风的"坏帮手"——并发症

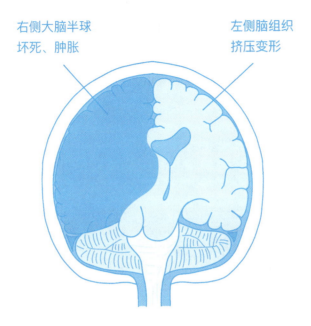

王先生本来是左侧肢体偏瘫,最后却逐渐加重出现了昏睡不醒,是什么原因导致了这些情况呢?

就是脑梗死的并发症之一:脑疝,它可以说是脑梗死的并发症里面最凶险的一种。

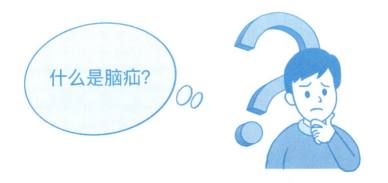

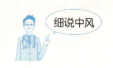 细说中风

脑疝就是发病的脑组织因为肿胀、局部压力过大,进入了脑内的其他地方,进一步挤压别的脑组织,随之产生一系列症状的综合征。依据被挤压脑组织的不同,症状轻重会有区别,最坏的情况是肿胀的脑组织挤压到了脑干。前面提到过,脑干是人的生命中枢,一旦脑干受到压迫,可以使人昏迷、呼吸心跳停止。

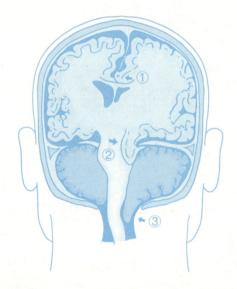

各种脑疝示意图
①镰下疝
②小脑幕裂孔疝
③枕骨大孔疝

不是所有的脑梗死患者都会出现脑疝,但大面积脑梗死并发脑疝的可能性较高。

针对脑疝,内科治疗很少能起到较大作用,常常需要外科治疗,如开颅去骨瓣减压手术。颅骨是封闭的,颅内空间有限,只有去掉部分颅骨后,才能给肿胀的脑组织腾出一些地方,让它不至于压迫到其他正常的脑组织。

3 梗死后出血

情景再现

张女士像往常一样去上班,但感觉身体和平时不太一样。起初以为是没有休息好,直到发现左边身子明显无力时才赶快去了医院。

医生告诉她这次患了脑梗死,错过了溶栓的时间窗,但仍然需要住院积极治疗。

张女士心情沉重,但还是调整心态配合医生治疗。一周后,病情明显好转,让她稍感欣慰。

第二周的某一天,噩梦袭来,本来已经好转的肢体又再次不能活动了。

头颅CT的结果显示,张女士梗死部位的脑组织里面又出血了。

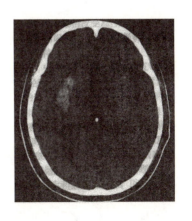

医生表示,虽然症状加重了,但目前还不需要手术,等血肿吸收后症状会有所恢复。

经过治疗和康复,张女士左边身子的力量又恢复了,虽然不如发病前,但起码日常生活可以自理。

作为脑梗死的并发症,梗死后出血很常见,发生率为10%~43%。那么,明明梗死和出血是两码事,为什么会一起发生呢?

梗死后出血的原因很多,比如高血压、血栓移动、缺血后血管被破坏等因素都可能诱发出血。而依据出血程度的不同,又会产生不同的后果,最轻

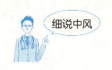

细说中风

时可以没有任何症状。最严重时可因出血量大而导致局部压力过高,引发脑组织移位,最终形成脑疝,这时就需要紧急开颅手术清除血肿了。

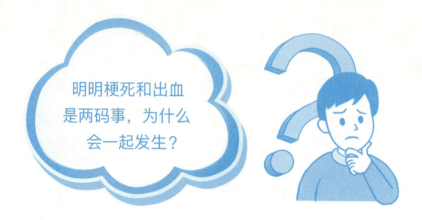

明明梗死和出血是两码事,为什么会一起发生?

张女士不幸出现了梗死后出血,导致症状加重。但她又是相对幸运的,梗死后出血并没有引起脑组织的移位,最终肢体力量也恢复了。

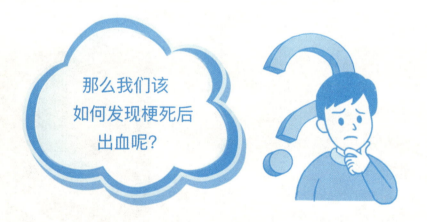

那么我们该如何发现梗死后出血呢?

那么,该如何发现梗死后出血呢?原有的症状、体征加重,或出现进行性头痛、意识障碍等表现,都应该复查头颅CT。如果确实为梗死后出血,可在梗死灶的位置发现高密度的出血灶。

第 5 章 // 中风的"坏帮手"——并发症

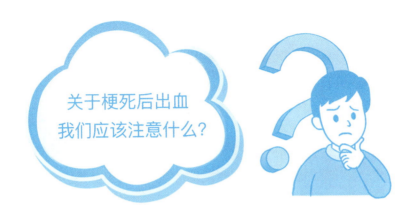

关于梗死后出血我们应该注意什么?

　　脑梗死后出血是比较常见的并发症,且无法完全预防。但大部分梗死后出血患者都恢复得不错,并不会造成额外的伤害。所以,一旦发生梗死后出血,不要慌张,配合医生治疗即可。

　　不过,的确也有少部分人出血量较大,这时需要做的就是听取医生的建议,考虑进一步手术治疗。

4 肺部感染

情景再现

　　张先生今年刚刚退休,身体还不错,经常去小区附近打球。

　　有一天和球友聊天时,他突然感觉天旋地转,无法睁眼。紧接着,因为无法保持平衡摔倒在地,并发生呕吐。

　　被急救车送到医院后,张先生急于向医生说明病情,尽管拼命做出说话的口型,但就是发不出声音。医生发现,他的舌头无法伸出来,咽反射无法引出。

　　完善各项检查后,诊断结果显示,张先生得了脑梗死,梗死

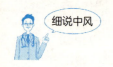

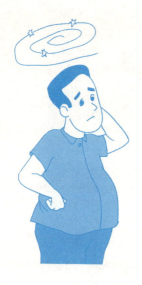

部位在脑干的延髓，情况危险。幸亏就医及时，还可以进行溶栓治疗。

溶栓治疗完毕后，张先生觉得头晕好多了，但说话还是不清楚，而且一喝水就剧烈咳嗽。医生说，他的脑梗死影响到了咽部的肌肉，丧失了说话和吃饭喝水的能力，需要下胃管，鼻饲饮食。

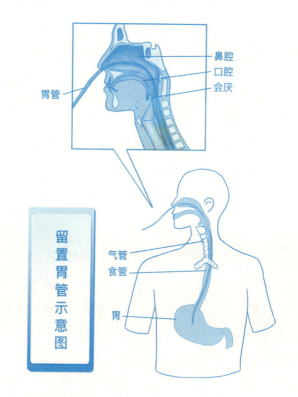

留置胃管示意图

下了胃管后，吃饭喝水的问题解决了。但在住院后第3天的时候，张先生感觉呼吸费力，开始发烧，体温38.8℃。医生说他得了肺炎。

第5章 // 中风的"坏帮手"——并发症

张先生身体一直很好,也不抽烟,怎么会突然就得了肺炎呢?

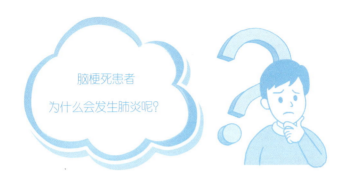

脑梗死患者为什么会发生肺炎呢?

人体有一系列的防御机制保护肺脏不被病原体侵害,比如咽喉部的肌肉及会厌的配合,可以使食物及口腔分泌物只流入食道而不进入气道,避免造成感染。

即使病原体进入气道,也会被气道的黏液及纤毛摆动向外清扫;病原体刺激或损伤气道还可以导致咳嗽,也能把病原体排出体外。此外,人体还具有免疫力,以抵抗病原体的侵袭。

脑梗死患者的很多防御机制会发生障碍,导致肺炎的发生。比如,吞咽功能障碍导致分泌物、食物误吸入肺而造成吸入性肺炎,咳嗽反射减弱导致肺的排痰能力下降而感染,还可能因长期卧床导致肺膨胀受限、引流不畅而造成肺炎。众多原因使脑卒中患者很容易合并肺炎。

脑卒中后发生肺炎的概率为10%～47%。脑卒中患者的死亡原因当中,肺炎占34%,是所有并发症里占比最高的。

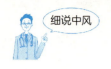

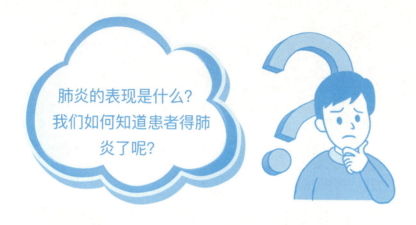

肺炎最典型的表现是发热、咳嗽咳痰，或咳痰量比原来增多。再结合肺部听诊以及肺部影像学检查，如胸部 X 线或 CT 就可以进一步确诊。

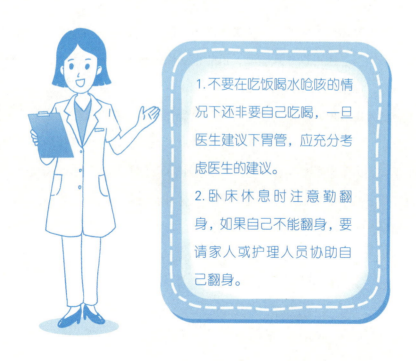

1.不要在吃饭喝水呛咳的情况下还非要自己吃喝，一旦医生建议下胃管，应充分考虑医生的建议。

2.卧床休息时注意勤翻身，如果自己不能翻身，要请家人或护理人员协助自己翻身。

5 消化道出血

钱先生正当壮年,但患有先天性心脏病,好在一直没出现过什么症状。

这天他突然感到右边身子无力,无法说话。

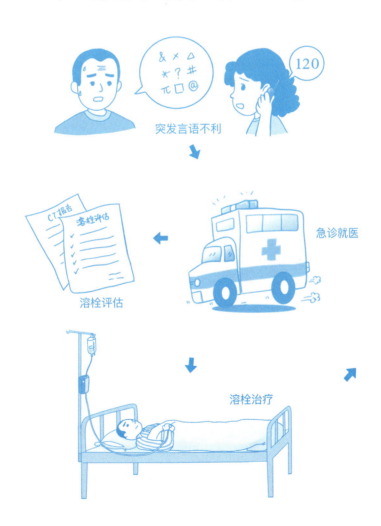

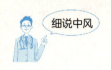 细说中风

同事见状赶紧把他送到医院。检查结果显示，他得了脑梗死，面积很大，考虑是心脏的血栓脱落导致的。在进行了静脉溶栓治疗后，症状有所减轻。

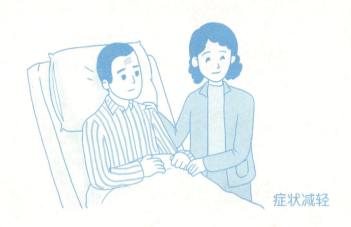

症状减轻

突然出现
腹痛、呕吐
咖啡色液体

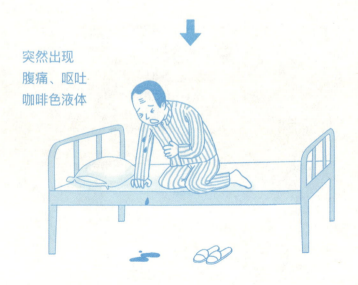

第5章 // 中风的"坏帮手"——并发症

> 住院后的第3天,钱先生觉得上腹部有点隐痛,胃有点胀,随后呕吐出大量咖啡色的液体。化验结果提示存在胃出血。尽管用了很多药,但是钱先生仍然呕吐咖啡色液体,进而大便也变成了柏油色。进一步检查发现他的胃部存在溃疡,伴有活动性出血。迫不得已,医生只能暂停了针对脑梗死的一些药物,先着手治疗胃出血。
>
> 经过了长达半年的治疗和康复后,钱先生的恢复并不理想。

消化道出血可以说是神经内科医生最不愿见到的并发症之一了。

首先,我们简单了解一下我们的消化道。

消化道包括口腔、咽、食道、胃、小肠(十二指肠、空肠、回肠)和大肠(盲肠、阑尾、结肠、直肠、肛管)等。临床上常把口腔到十二指肠称为上消化道,空肠以下的部分称为下消化道。

消化道的血液供应受神经内分泌调节,当发生严重感染、外伤、脑损伤等情况时,会造成消化道尤其是胃的血供减少,再加上胃酸的分泌,可以导致胃黏膜病变,进而引起溃疡出血。

上消化道出血的典型表现是上腹部不适,如胀满感及隐痛、烧灼感等。一般出血量大于5毫升时可有大便潜血阳性;出血量大于50毫升时大便可表现为柏油样,短期内大量出血时还可出现呕血。

那么为什么说消化道出血是神经内科医生最不愿见到的并发症呢?

这是因为消化道出血与脑梗死的治疗是相互矛盾的。脑梗死的治疗主要为抗血栓治疗,需要使凝结的血栓尽快溶解;而消化道出血的治疗则必须加强凝血,促进血栓形成,并通过血栓尽快止血。一个需要活血治疗,一个需要止血治疗。

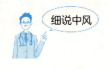
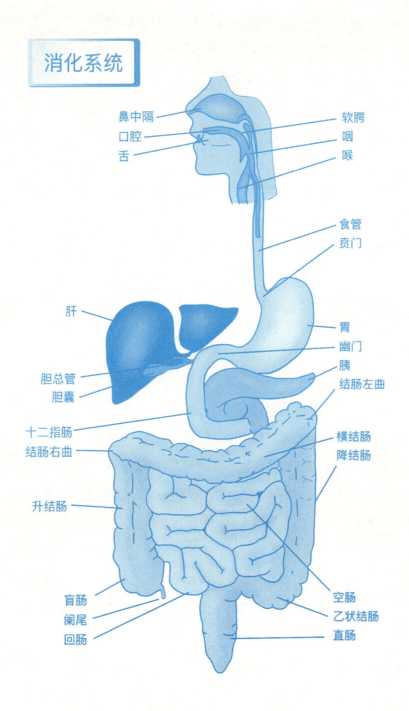

第5章 // 中风的"坏帮手"——并发症

为了治疗消化道出血，需要停用抗血栓药物。而出血量多，血管里的血量减少，能流到脑血管中的血当然也会变少，可能导致脑灌注不足，脑组织缺血更加严重。

所以，脑梗死后一旦发生消化道出血，很有可能形成恶性循环，导致脑梗死加重。

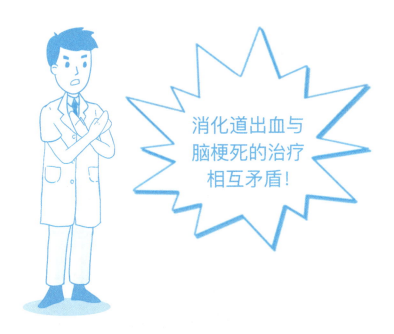

消化道出血与脑梗死的治疗相互矛盾！

此外，紧张、焦虑等情绪也会加重应激性溃疡，进而导致出血加重。

患者要做的就是调整好心态，不要恐慌，按照医生的治疗方案执行，并注意休息。

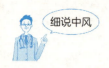 细说中风

6 下肢静脉血栓

还记得本章开头讲的病例吗？张爷爷因为偏瘫导致长期卧床，引发了下肢静脉血栓。

下肢静脉血栓是一件非常让人头痛的事，不论是医生还是患者，都不愿意碰到脑梗死合并下肢静脉血栓。

那么，到底是什么原因引发了下肢静脉血栓呢？血管内皮损伤、血液成分改变、血流淤滞，每一种情况都可以导致下肢静脉血栓的形成。

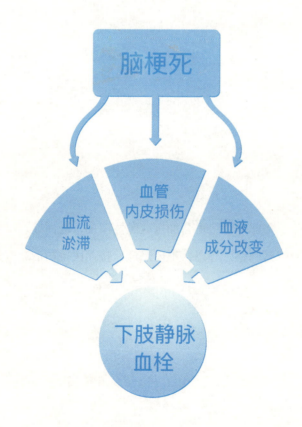

第 5 章 // 中风的"坏帮手"——并发症

对于脑梗死的患者来说，形成下肢静脉血栓的原因主要是血流淤滞。

正常人的下肢静脉穿行于肌肉当中，日常行走活动时肌肉收缩，可以促进静脉内的血液回流至心肺，下肢血流不容易淤滞。

脑梗死的患者常常存在肢体瘫痪，一旦下肢肌肉无法自行收缩，静脉内的血流会因为失去了"肌肉泵"的作用而淤滞，最终可能形成血栓。

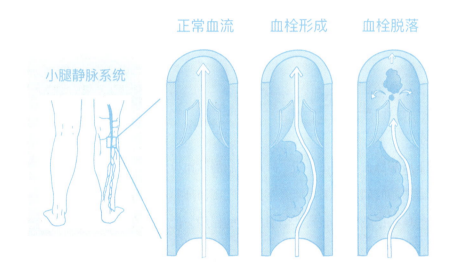

如果静脉血栓只是老老实实地待在原地，那么也造不成灾难性后果。可怕的是一旦静脉血栓脱落，沿着静脉回流至肺血管，引起肺栓塞，肺栓塞严重时可导致猝死。

所以，医生可能会要求下肢静脉血栓的患者禁止下肢活动，降低血栓脱落的概率，同时服用抗凝药物，避免血栓的进一步扩大，并等待血栓机化、逐渐变硬，使其不容易脱落。

脑梗死病情稳定后，患者往往需要进行肢体的活动和锻炼，防止肌肉萎缩、肌肉僵硬。而一旦出现了下肢静脉血栓，那么就可能面临禁止下肢活动

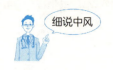

细说中风

的状况,要等到血栓机化以后再锻炼。等到下肢静脉血栓不容易脱落了,肺栓塞的风险低多了,可能也错过了下肢锻炼的最佳时期。

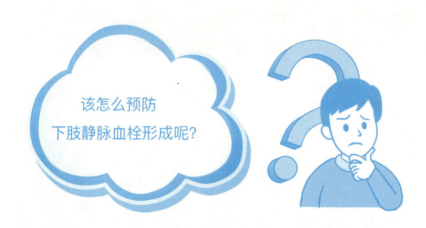

该怎么预防下肢静脉血栓形成呢?

下肢静脉血栓重在预防,降低下肢静脉血栓形成的概率,关键在于减少血流淤滞的时间。目前临床经常使用气压循环驱动治疗,通过专门的设备,利用气压挤压肢体,起到类似肌肉泵的作用,使穿行在肌肉当中的血管受到挤压,促进血液的流动。

还可以由康复师或者家属帮助患者活动患肢,被动的使患肢的血液流动起来。

总的来说,患者和家属应该知道,在血栓形成之前尽可能活动肢体,在血栓形成之后尽可能避免活动长了血栓的肢体。

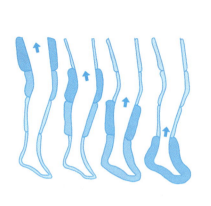
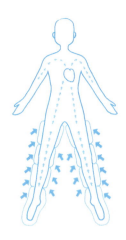
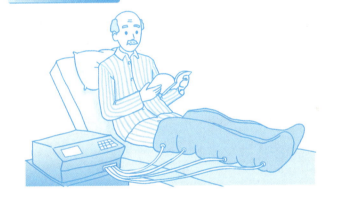

7 症状性癫痫

李女士身体健康，只是血压比较高，但也没有什么不舒服。直到有一天睡醒后出现偏侧肢体的瘫痪并伴有强烈的头胀痛感。

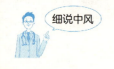

细说中风

赶到医院后,医生诊断为脑出血。住院进行治疗后,病情暂时平稳。

1周后,护士量血压时,李女士发现瘫痪的脚不听使唤,一跳一跳地乱动,还很有节律。紧接着向上蔓延到整条腿,进而手指也出现了这种情况,接下来发生了些什么,她自己就完全不知道了。

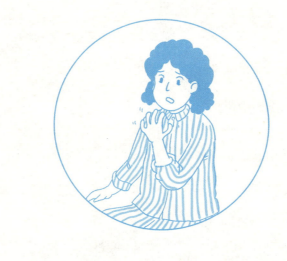

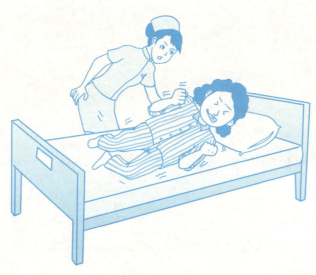

第 5 章 // 中风的"坏帮手"——并发症

> 等到她再次清醒过来,手脚不再乱动了,还有一些肌肉酸痛。医生告诉她,刚才是一次癫痫发作,已经暂时控制住了。李女士之前从来没有过癫痫病史,为什么会突然发生呢?

其实,癫痫也是中风的并发症之一。首先我们需要了解一下癫痫和症状性癫痫。癫痫,俗称羊痫风、抽风,是一组由于脑部神经元异常过度放电所引起的突然、短暂、反复发作的中枢神经系统功能失常的慢性脑部疾病。而症状性癫痫是继发性癫痫,是指由于某种原因导致的脑结构或功能异常,神经网络异常放电所产生的癫痫发作。

症状性癫痫可以由脑梗死、脑出血、脑部炎症、脑部肿瘤等原因导致。上面这个病例李女士就是由于脑出血引起了大脑皮质受刺激后导致的过度放电。

癫痫的表现多种多样,如四肢强直、阵挛、抽搐等,还可以有愣神等表现。

癫痫发作的时候大脑皮质过度放电使耗氧增加,长时间持续会引起缺血缺氧性脑病、脑水肿等情况,还可以引起四肢肌肉损伤,导致横纹肌溶解。因此癫痫发作属于神经科的急症,需要紧急处理。

患者或者家属应该如何应对呢?

癫痫的发作是无法完全预防的,如果在出现肢体迅速强直或抽搐时尚未丧失意识,需要赶紧呼叫医生,尽量减少发作的时间,减少伤害。

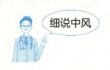细说中风

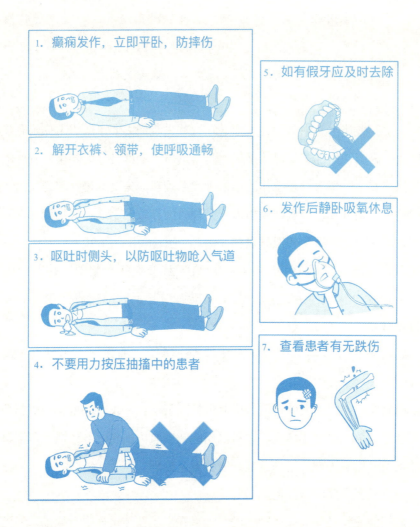

8 卒中后抑郁

前面提到了不少躯体上的并发症，都有各自的特点，医生可以依据其特点进行诊治。这里所要讲述的卒中后抑郁属于精神心理上的并发症，即使是

有经验的医生都有可能忽视,因此也被称作"隐形的杀手"。

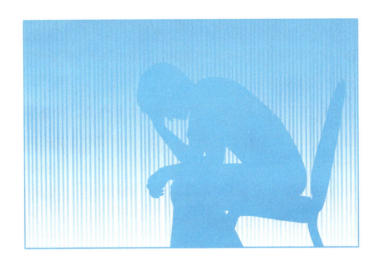

那么,什么是抑郁?

抑郁的本质是一种情绪低落,这种情绪会对人们的日常生活造成极大的影响,但又常常会被人们所忽视。

什么是卒中后抑郁?顾名思义,是指卒中后发生的抑郁。卒中后抑郁的发生机制有很多,既可以是卒中直接影响了与情感有关的脑回路,也可以是卒中后导致的功能丧失使患者产生了悲观情绪。

那么这种抑郁情绪对中风患者有什么影响呢?

本书前面已经提到,中风后期主要依靠康复训练。具体恢复情况如何,和康复训练的配合度有着很大的关系。而一旦出现抑郁情绪,康复训练的配合度会显著下降,严重影响康复效果。当然,更严重的情况则是完全与社会脱离,甚至会产生自杀的想法。

所以,无论是医生还是患者家属,都需要注意患者的情绪是否过度悲观,还要注意患者是否存在一些特殊的表现,如睡眠障碍、注意力下

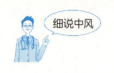

降、记忆力下降、反应迟钝等。一旦发现有上述情况,应及时到医院相关科室就诊。

中风是急性事件,但对于患者及其家庭的打击却是漫长而深远的。患者会面临长期卧床、长期康复,家庭可能面临劳动力减少、需要专门安排人员照顾以及后续的很多问题。

面对这样的打击,患者出现一些情绪异常如焦虑、抑郁,这是很正常的。我们应该正视这个问题,早期发现,早期处理。必要的话,可以选择药物治疗。

下面是焦虑抑郁的自评量表,中风患者及其家属都可以给自己评估一下(仅作为参考,如有问题请及时就医)。

抑郁自评量表(SDS)

说明:根据你最近1星期的实际情况进行选择。

问题:	A:没有或很少时间	B:小部分时间	C:相当多时间	D:绝大部分或全部时间
1. 我觉得闷闷不乐,情绪低沉	○	○	○	○
2. 我觉得一天之中早晨最好	○	○	○	○
3. 我一阵阵地哭出来或是想哭	○	○	○	○
4. 我晚上睡眠不好	○	○	○	○
5. 我吃的和平时一样多	○	○	○	○
6. 我与异性接触时和以往一样感到愉快	○	○	○	○
7. 我发觉我的体重在下降	○	○	○	○
8. 我有便秘的苦恼	○	○	○	○
9. 我心跳比平时快	○	○	○	○
10. 我无缘无故感到疲乏	○	○	○	○
11. 我的头脑和平时一样清楚	○	○	○	○
12. 我觉得经常做的事情并没有困难	○	○	○	○
13. 我觉得不安而平静不下来	○	○	○	○
14. 我对将来抱有希望	○	○	○	○

（续表）

问题：	A：没有或很少时间	B：小部分时间	C：相当多时间	D：绝大部分或全部时间
15.我比平常容易激动	○	○	○	○
16.我觉得做出决定是容易的	○	○	○	○
17.我觉得自己是个有用的人，有人需要我	○	○	○	○
18.我的生活过得很有意思	○	○	○	○
19.我认为如果我死了别人会生活得更好	○	○	○	○
20.平常感兴趣的事我仍然照样感兴趣	○	○	○	○

说明：主要统计指标为总分。把20道题的得分相加为粗分（前10道题A、B、C、D代表的得分依次为1、2、3、4分，后10道题A、B、C、D代表的得分依次为4、3、2、1分），粗分乘以1.25，四舍五入取整数，即得到标准分。抑郁评定的分界值为50分。

低于50分：没有抑郁的烦恼。
超过50分：需要引起注意，分数越高，抑郁倾向越明显。
超过60分：应该及时拜访心理医生，进行治疗。

焦虑自评量表（SAS）

说明：1.请根据您1周来的实际感觉在适当的数字上划上"√"，请不要漏评任何一个项目，也不要在相同的一个项目上重复地评定；2.量表中有部分反向（即从焦虑反向状态）评分的题，请注意在填分、算分、评分时的理解；3.本表可用于反映测试者焦虑的主观感受，对心理咨询门诊及精神科门诊或住院患者均可使用，但由于焦虑是神经症的共同症状，故SAS在各类神经症鉴别中作用不大；4.关于焦虑症状的临床分级，除参考量表分值外，主要还应根据临床症状，特别是要害症状（与处境不相称的痛苦情绪体验、精神运动性不安、自主神经功能障碍）的程度来划分，量表总分值仅作为一项参考指标而非绝对标准。

		没有或很少时间有（1分）	有时有（2分）	大部分时间有（3分）	绝大部分或全部时间都有（4分）	评分
1	我觉得比平常容易紧张和着急（焦虑）					
2	我无缘无故地感到害怕（害怕）					
3	我容易心里烦乱或觉得惊恐（惊恐）					
4	我觉得我可能将要发疯（发疯感）					
5	我觉得一切都很好，也不会发生什么不幸（不幸预感）					
6	我手脚发抖打战（手足颤抖）					

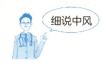

（续表）

		没有或很少时间有（1分）	有时有（2分）	大部分时间有（3分）	绝大部分或全部时间都有（4分）	评分
7	我因为头痛、颈痛和背痛而苦恼（躯体疼痛）					
8	我感觉容易衰弱和疲乏（乏力）					
9	我觉得心平气和，并且容易安静坐着（静坐不能）					
10	我觉得心跳很快（心慌）					
11	我因为一阵阵头晕而苦恼（头昏）					
12	我有晕倒发作或觉得要晕倒似的（晕厥感）					
13	我呼气吸气都感到很容易（呼吸困难）					
14	我手脚麻木和刺痛（手足刺痛）					
15	我因为胃痛和消化不良而苦恼（胃痛或消化不良）					
16	我常常要小便（尿意频数）					
17	我的手常常是干燥温暖的（多汗）					
18	我脸红发热（面部潮红）					
19	我容易入睡并且一夜睡得很好（睡眠障碍）					
20	我做噩梦					
	总分统计					

评分方法：SAS 采用 4 级评分，主要评定症状出现的频度，"1"表示没有或很少时间有；"2"表示有时有；"3"表示大部分时间有；"4"表示绝大部分或全部时间都有。20 个条目中有 15 项是用负性词陈述的，按上述 1～4 顺序评分。其余 5 项（第 5，9，13，17，19），是用正性词陈述的，按 4～1 顺序反向计分。

分析指标：SAS 的主要统计指标为总分。将 20 个项目的各个得分相加，即得粗分；用粗分乘以 1.25 以后取整数部分，就得到标准分。

结果解释：按照中国常模结果，SAS 标准分的分界值为 50 分，50～59 分为轻度焦虑，60～69 分为中度焦虑，70 分以上为重度焦虑。

如果您发现自己有轻度情绪异常也不要紧张、逃避,应正视问题,多与医生、亲朋好友沟通。

还可以配合一些呼吸训练,缓解紧张情绪,调节机体功能。

共振频率呼吸

大约每分钟呼吸6次左右(10秒)。

吸呼比为4:6,即吸气用4秒,呼气用6秒。

这个呼吸频率可在心血管系统内产生一种共振形式:心率开始随着吸气上升,随着呼吸下降,心率信号与呼吸信号同步。从而达到氧气利用率最大,对健康有益,可增强抗压、抗紧张的应激能力。

除此之外,还可以找些自己喜欢的娱乐方式分散注意力,比如听听舒缓的音乐,看书,听收音机,看娱乐节目等等。

所谓树欲静,而风不止。

我们的人生总会面临各种挑战和灾难。所以积极面对,增强自己的抵抗能力,就一定可以挺过去。

请您看看这张图:

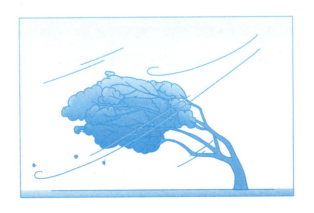

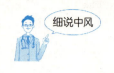

风虽然很大,但是只要大树有韧性,虽然被吹弯,但是不会折断。所以,提高自己的抵抗力,就一定能扛过去。

再请您看看这张图:

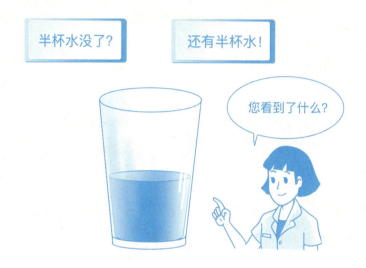

盛了一半水的杯子,应该是"半杯水没了",还是"还有半杯水"?这并不是一个文字游戏,而是从不同的角度来看同一件事,比起"半杯水没了","还有半杯水"就要乐观许多。

虽然我们得脑梗死了,但是时间不能倒流,既然患病已经成为事实了,后悔、难过,都是徒劳。还好我还能站起来,还好我还可以坐起来,还好我还能自己吃饭,还好我的命还在。只要还活着,我们就有希望,不是吗?

培养乐观精神,换个角度想想,也许虽然门关上了,但窗外的彩虹更加绚烂。

作为神经内科的医生,我们日复一日地重复着临床的工作,但遇见的患者却形形色色。有偏身一动都不能动的患者,却整天乐乐呵呵,积极康复。也有只是走路有点不利索的患者,却整天愁眉苦脸,要依靠抗

第5章 // 中风的"坏帮手"——并发症

焦虑药才能度日。

每个人因为不同的经历，有着不同的处事态度。我们只希望，您看到这本书时，觉得对您有一点点的帮助。

您，不是孤身一人。

最后，我们想送给您一首歌。这首歌的作者也是一名脑梗死患者。他就是中国第一代摇滚人——侯牧人。作为一名医生，听到这首歌很有感触，伴着摇滚的节奏，有一种让人感动的力量。在这里，希望和您一起倾听。

部分歌词是这样写的：

> 我得了脑梗
> 还有更多的人得了不治之症
> 生活把我们抛弃了
> 没有前途，没有希望
> 我听到最多的一句话就是：咱们认命吧
>
> 我们不认命，我们不服
> 我们不认命，就是不服
> 我们不认命，我们不服
> ……
> 活着有多好啊
> 保持你的骄傲、勇敢和尊严
> ……
> 没有希望也要活，没有前途也要活
> 我就是要活，怎么了
> 活着有多好啊

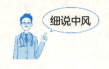 细说中风

没有希望也要活,没有前途也要活

相信奇迹就在身边

活着有多好啊

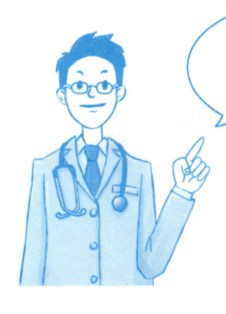

第 6 章
Chapter 06

中风的危险因素及防治

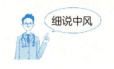

细说中风

1 引 言

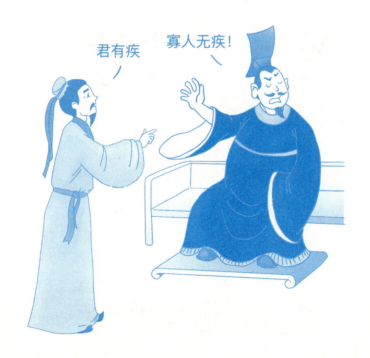

相传有一次,名医扁鹊看了蔡桓公的气色后说:"你有病了,在皮肤的纹理之间,需要医治,否则会加重。"蔡桓公听了笑着说:"我没有病。"

十天后,扁鹊又去见蔡桓公,说病已经发展到肌肉,蔡桓公没有理睬。又过了十天,扁鹊去见蔡桓公时说,病已经转到肠胃,蔡桓公仍旧不理。第三十天,扁鹊望了望蔡桓公,回身就走了。

蔡桓公派人去问。扁鹊说,病在皮肤、肌肉、肠胃时都可以治疗,而现在病入骨髓就没办法治了。五天后,蔡桓公浑身疼痛,不久就死掉了。

中医有未病先防、已病防变的思想，是指没有病时要预防疾病的发生，已患病了就要预防疾病的进一步发展、预防疾病并发症的发生。西医也有同样的防治原则。

中风一病，既大且重，多留有后遗症状，往往迁延日久，不易恢复，如不谨慎，又有复中（再次中风）可能。此病重在预防，希望广大患者不要等"病入骨髓"之时再来求医，那时候恐怕医生也已经无力回天了。

2 中风早预防

（1）什么是中风的危险因素

中风的危险因素是指有一些因素与中风的发生密切相关，这些因素的存在会使中风发生的风险增加很多。有些人是因为先天的缺陷、遗传因素、年龄的增加而容易患中风，而有些人是因为生活环境或生活习惯不健康、存在基础疾病（如高血压、糖尿病、高脂血症）而容易患中风。

危险因素分为可以控制的危险因素和不可控制的危险因素。

可以控制的危险因素包括：高血压、血脂代谢异常、血糖升高、高尿酸血症、高同型半胱氨酸血症、心房颤动、肥胖、精神心理因素、不良生活习惯（吸烟、酗酒）等。

不可控制的危险因素包括：年龄、性别、种族、遗传、环境（地理及气候）、职业等。

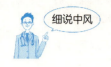

细说中风

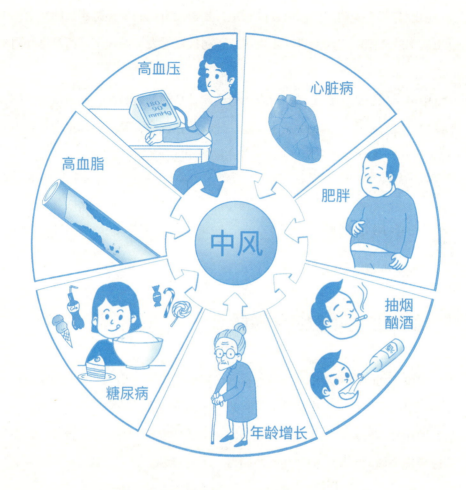

（2）中风可以预防吗

这是患者及家属经常问到的问题。答案是中风可以预防，但不能做到百分之百预防。

通过控制中风的相关危险因素，可以起到预防中风的效果。比如某人长期高血压，如果不控制血压，在 2 年后便发生了中风；而通过正规的降压治疗把血压控制正常后，可能在 5 年甚至 10 年后才得中风，这便起到了预防的效果。

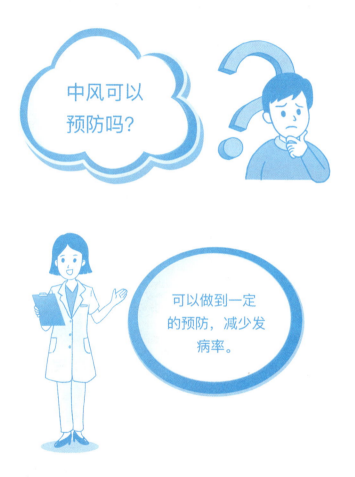

为什么不能百分之百的预防呢？

中风有很多不可控制的危险因素，比如年龄、性别、遗传因素等，我们不能让自己越活越年轻，也不能改变自己的性别及遗传因素等，这些不可控制的危险因素的存在注定没有办法百分之百的预防中风。如果有人告诉你，吃某种药可以让你永远不得中风，那他一定是个骗子。

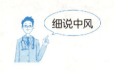

细说中风

（3）预防中风，从每一天做起

有些人经常会问，患者以前很健康，什么病都没有，怎么就忽然得了这么个病？

很多时候，患者以前并不健康，或者说他们只是自以为很健康。比如说患者没有高血压病史，是真的定期测血压都不高，还是就没有测过？没有糖尿病病史，是定期体检血糖不高，还是从来都没测过？此外是否有长期不良生活习惯、心情压抑、情绪暴躁等情况？

临床工作中，经常会遇到患者自诉以前身体健康，结果逐一检查下来发现有很多基础疾病（也是中风的危险因素）。

从表面看，中风是一朝得病、非常突然，实则是一些危险因素的长期存在而造成的结局，是一个从量变到质变的过程。相关危险因素日复一日、年复一年破坏着血管，早期血管还能坚持住，并未发病，等到被破坏得最严重的脑血管终于撑不住，发生了病变，比如彻底被堵死了，就发生了中风。而如果对危险因素不加以干预，日后还会有更多血管陆续崩溃，中风会反复的发生。

抓住可以控制的危险因素，从每一天做起，加以干预，就可以延缓血管进一步被破坏的速度，从而达到预防中风的效果。

下面这张表是后面我们要具体解析的危险因素，您可以根据索引在后面的章节找到自己想看的内容。

	危险因素	参考页码
☐	高 血 压	161页
☐	血脂异常	178页
☐	糖 尿 病	186页
☐	心房颤动	193页
☐	肥　　胖	198页
☐	吸　　烟	201页
☐	饮　　酒	205页

3 中风的危险因素——高血压

（1）高血压与中风

在诸多危险因素中，高血压是中风最重要的危险因素。在相当长的一段时间内，高血压的临床症状可以表现不明显，直到产生严重、不能完全逆转的器官损害（如中风、心肌梗死）时才表现出来。

有研究表明，高血压若不经治疗，任其发展，发生中风、心肌梗死等的平均时间为 13.9 年，高血压人群的平均寿命较正常人群缩短 15~20 年。

（2）高血压的分类

根据高血压的病因，可将其分为原发性高血压和继发性高血压。

原发性高血压是一种以血压升高为主要临床表现而病因尚未明确的独立疾病，占所有高血压患者的 90% 以上。

继发性高血压又称为症状性高血压，是有明确病因的高血压，由其他疾病（如肾脏病变、内分泌组织增生、主动脉狭窄、睡眠呼吸暂停等）所引起，血压高仅是其他原发疾病的表现之一，血压可暂时性或持久性升高。

（3）为什么会发生高血压

原发性高血压的病因尚不明确，目前认为主要与以下几方面的因素

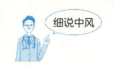
细说中风

有关。

遗传因素：高血压有一定的遗传基础，研究表明，大约半数高血压患者有家族史。如果您的直系亲属（父亲或母亲）患有高血压的话，那您患高血压的可能性就要比别人高。

年龄因素：高血压发病率有随着年龄增长而增高的趋势，一般在35岁以后血压易随着年龄的增长而升高。

精神和环境因素：长期工作压力大、精神紧张、激动、焦虑、受噪声刺激等因素会明显增加原发性高血压的发生风险。

生活习惯因素：膳食结构不合理，如吃高盐或低钾饮食、大量饮酒、摄入过多的饱和脂肪酸均可使血压升高。

睡眠不足：经常失眠或多梦、睡眠不足，容易引发高血压。

药物的影响：避孕药、激素、消炎止痛药等均可影响血压。

其他疾病的影响：肥胖、糖尿病、睡眠呼吸暂停综合征、甲状腺疾病、肾动脉狭窄、肾脏实质损害、肾上腺占位性病变、嗜铬细胞瘤、其他神经内分泌肿瘤等。

读者可自行对照一下，是否存在上述情况。如果存在，您就属于比较容易患高血压的人群，请常常量量血压。

（4）高血压的诊断

《中国高血压防治指南》根据血压升高水平，将高血压分为1、2、3级，当收缩压和舒张压分属于不同级别时，以较高的级别作为标准。具体见下表：

类别	收缩压（俗称高压）单位 mmHg	舒张压（俗称低压）单位 mmHg
正常血压	<120	<80
正常高值	120~139	80~89
高血压	≥140	≥90
1级高血压（轻度）	140~159	90~99
2级高血压（中度）	160~179	100~109
3级高血压（重度）	≥180	≥110
单纯收缩期高血压	≥140	≥90

注：单纯收缩期高血压也可按照收缩压水平分为1、2、3级。

（5）高血压的临床表现

高血压的症状因人而异，有人血压轻度升高却症状明显，有人血压明显升高却没有症状。没有症状的高血压更不容易被人发现，容易耽误治疗、发生并发症。

早期高血压的常见症状有头晕、头痛、颈项僵硬、疲劳、心悸等。常会在劳累、精神紧张、情绪波动后发现血压升高，并在休息后恢复正常。

随着病程进展，血压明显的持续升高，患者逐渐会出现各种症状。此时被称为缓进型高血压。缓进型高血压常见的临床症状有头痛、头晕、注意力不集中、记忆力减退、肢体麻木、夜尿增多、心悸、胸闷、乏力等。高血压的症状与血压水平有一定关联，多数症状在紧张或劳累后可加重。

当血压突然升高到一定程度时可能会出现剧烈头痛、呕吐、心悸、眩晕等症状，严重时会发生神志不清、抽搐。这就属于急进型高血压和高血压危重症，多会在短期内发生严重的心、脑、肾等器官的损害和病变，如心肌梗死、中风、肾衰竭等。

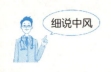

高血压常见自觉症状

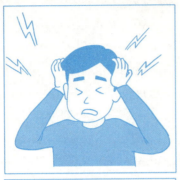

头痛

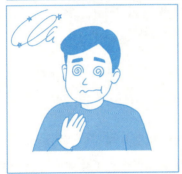

头晕

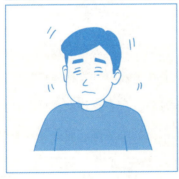

头胀

继发性高血压的临床表现主要是有关原发病（引起继发性高血压的那个疾病）的症状和体征，高血压仅是其症状之一。继发性高血压患者的血压升高可具有其自身特点，如肾脏病变导致的高血压常常合并肾功能不全或尿液检查的异常（血尿、蛋白尿），嗜铬细胞瘤引起的血压升高是阵发性的。

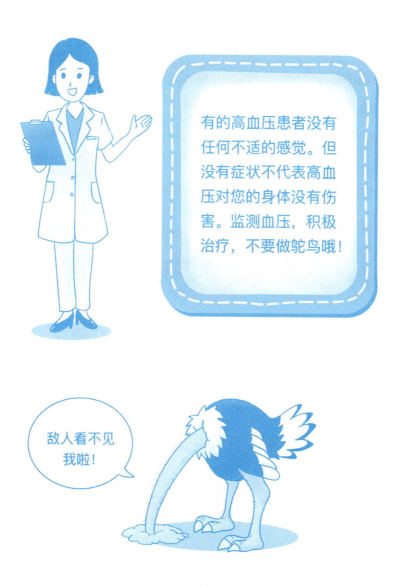

（6）高血压的非药物治疗

高血压的非药物治疗适合所有高血压患者。早期发现的轻度高血压，通

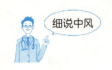

过非药物治疗可能恢复至正常。经过非药物治疗后,血压仍不能得到有效控制,那就需要服药了。但非药物治疗仍可起到辅助降压的作用,增强降压药的效果、减少降压药的用药剂量。

高血压的非药物治疗主要包括以下几点。

减轻并控制体重:超重是发生高血压的独立危险因素。血压与体重的关系在儿童和青少年时期就已存在,儿童期的肥胖是成年发生高血压的基础。肥胖者高血压的患病率是体重正常者的2~6倍,青年高血压患者多数存在肥胖。

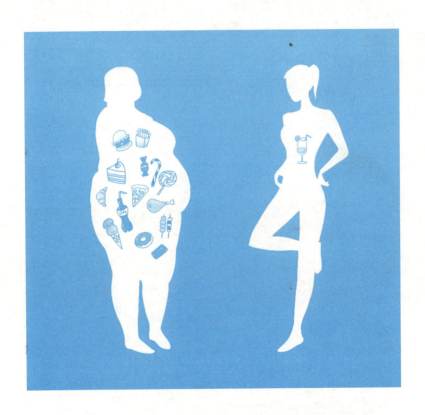

减少食盐摄入:食盐的主要成分是氯化钠。研究表明,食盐摄入量与平均血压值呈正相关;减少食盐的摄入,可起到降低血压的作用,这种作用在

老年人及血压较高的人群中尤其显著。

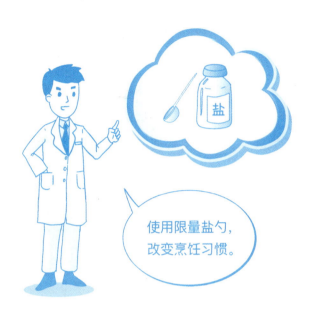

使用限量盐勺，改变烹饪习惯。

合理膳食：首先要控制总能量的摄入，不可吃得过饱。饮食以素食为主、肉食为辅最为理想。研究证明多吃新鲜蔬菜和水果、减少脂肪摄入可使血压下降，素食者的血压比肉食者更低。脂肪主要存在于肉类（尤其是肥肉）、食用油、坚果类等食物中。肉类中，建议减少食用含脂肪高的猪肉，增加含蛋白质较高而脂肪较少的禽类及鱼类。应补充钾和钙，钾与血压呈明显负相关，中国膳食钾低、钙低，应增加含钾高和含钙高的食物，如绿叶菜、鲜奶、豆制

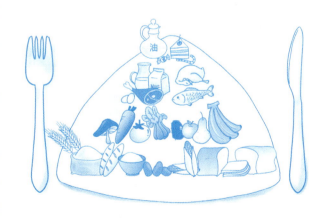

品等。

适量运动：运动降低血压的原因在于运动可以改善血管硬度使血流更加通畅，在运动中和运动后都会马上显现。刚刚运动完，降压效果尤其明显。

运动强度必须因人而异。运动强度的确定可参照心率，适宜的最大心率为180（或170）减去年龄，如50岁的人运动心率为120~130次/分较为适宜。运动频度一般要求每周3~5次，每次持续20~60分钟即可。

戒烟：有研究表明，吸一支普通的香烟，可使收缩压（高压）升高10~30mmHg。还有研究表明，有吸烟习惯的高血压患者，对降压药的敏感性降低，抗高血压治疗不易获得满意疗效，经常不得不加大剂量。

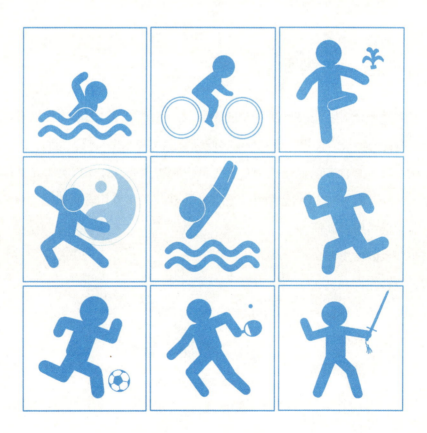

因此，戒烟是必须的。对于吸烟的高血压患者，为了减少戒烟过程中的不适和复吸的机会，可寻求医生的帮助，在医生的指导下使用戒烟药物。

控制饮酒：饮酒和血压水平及高血压患病率之间呈线性相关，也就是说随着饮酒量的增加，血压会逐渐升高，特别是饮酒量多者，或长期饮酒者的高血压患病率及平均血压值均升高。酒精会增加对降压药物的抗药性，经常饮酒和不饮酒的高血压患者用同样的药物治疗，饮酒者的血压常不易被控制。大量饮酒还可以诱发中风、心肌梗死等心脑血管事件发生。

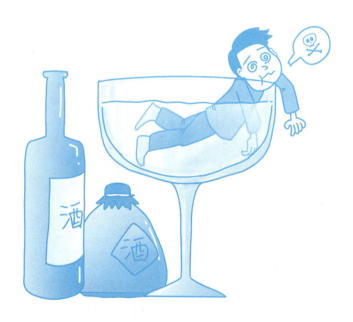

所以，最好不饮酒。如果一定要喝的话，男性酒精摄入量不超过每日30克，即葡萄酒小于100~150毫升，或啤酒小于250~500毫升，或白酒小于25~50毫升（半两至一两），女性饮酒量则应减半。不提倡饮高度烈性酒。

减轻精神压力，保持平衡心理：长期精神压力和心情焦虑抑郁是引起高

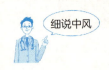

血压和其他慢性病的重要原因之一。这种精神状态常导致人们采用不健康的生活方式，如酗酒、吸烟等，并可能造成对治疗较为不积极或过分焦虑、对于医嘱不遵从执行等。精神压力大和心理不平衡的人，首先要努力调整心态，不要对自己和他人要求过高，更不要斤斤计较，要正确对待自己、他人和社会，积极参加社会和集体活动，必要时寻求心理医生的帮助。家人也应创造条件、积极帮助其调整心态。

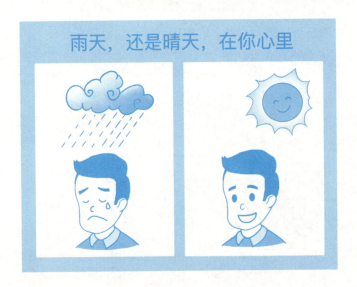

（7）高血压降压治疗的用药原则

非药物治疗效果较差时，需给予药物治疗。已有证据表明，药物降压治疗可以有效预防中风。药物降压一般情况下需坚持以下原则。

小剂量开始：在选用任何降压药物开始治疗时，均应从小剂量开始。

每个人对药物的敏感性不同，如药量过大可能出现血压降得过低或过快的情况。如果小剂量药物即可达到降压疗效，也没必要用大剂量，此时的大剂量用药不但没有获益，反而会增加副作用。

优先选择长效制剂，平稳降压：优先选用一天服用一次具有 24 小时平稳降压作用的长效药物。

这类药物有利于提高患者治疗的依从性，更平稳地控制血压，保护重要脏器，并可降低心脑血管事件的发生风险。患者更容易做到每天按医嘱服药而不漏服，且血压波动小。有的短效降压药需要每天服用三次，患者容易忘记吃药，且 24 小时内血压波动大，一般情况下不作为首选降压药。

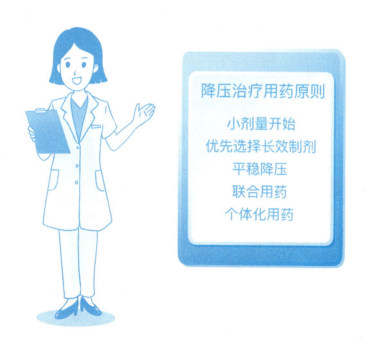

联合用药：联合用药优于大剂量单药治疗。

如果第一种药无效，血压未能达到目标，通常是小剂量加用第二种药物一起降压，而不是加大第一种药物的剂量。小剂量联合用药（使用两种或以上的降压药物，每种降压药物采用小剂量）可以达到更大的降压疗效，且每

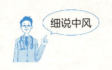

一种药的副作用都不容易表现出来,副作用更小。临床上,2级以上高血压常需要联合用药降压治疗。

个体化用药:用药因人而异。

每个患者的具体情况可能各不相同,选择药物应根据血压升高的程度和缓急、同时合并存在的其他疾病、长期服药的经济承受能力等决定。常有患者在不就医的情况下看到别人吃什么药自己也跟着吃什么药,这样存在很大的风险和隐患。

(8)患者关于降压治疗的相关疑问

1)害怕吃了降压药就撤不下来

有些患者通过调整生活方式等办法血压仍降不下来,需要服用降压药。患者自己也知道血压长期升高的危害,但就是害怕服药,担心一旦吃了降压药就停不下来,得吃一辈子。

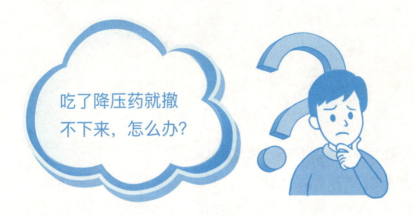

确实，服用降压药物后有可能撤不下来。但是，吃比不吃强多了。

目前的降压药只能做到控制高血压，而不是治愈高血压。所以吃降压药后血压会降低，但停掉降压药后血压还是会升回来，想撤药并不容易。

降压药不是毒品，不具有成瘾性，不能停服的原因不是药物本身造成的，而是患者自身的高血压造成的，所以才需要长期服药。

当然也有一小部分患者，服药期间通过坚持不懈的努力改变了某些因素，如终于减肥成功、戒烟戒酒成功、心态有所调整、改善饮食等，血压下降而能够减药甚至停药。

2）已服降压药，就不再测血压

有些患者在吃了降压药后觉得高血压一定会被控制，就不再继续监测血压，这是不对的。

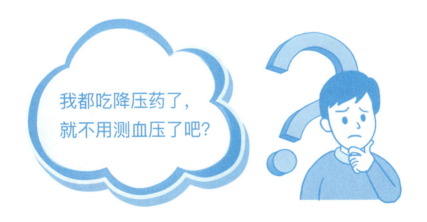

人的血压会随着季节的变化、年龄的增长等许多因素而变化，如冬天血压常比夏天高，季节更替的时候容易血压不稳，年纪越大血压相对越高。所以，即使服用降压药后取得了非常满意的疗效，血压控制平稳达标，如果不

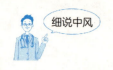

细说中风

定期监测血压而一味闷头照着原来的方案吃药,长远来看难以达到最佳的降压效果,也起不到预防中风等疾病的效果。

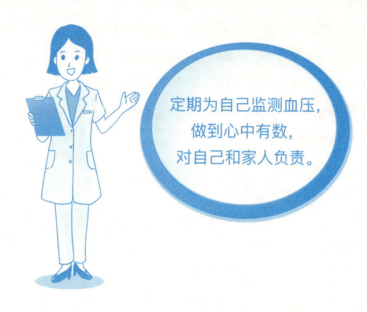

定期为自己监测血压,做到心中有数,对自己和家人负责。

3)感觉难受就凭主观感受吃药

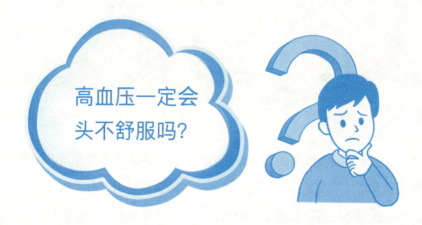

高血压一定会头不舒服吗?

有的人一感到不舒服，如头晕、头胀、头痛等时，第一想到的就是血压高了，立即就自行服用降压药，可以这样做吗？要想知道这个问题的答案，首先要搞清楚，高血压与头不舒服没有绝对的联系。

血压高的时候不一定有不舒服的症状，有人收缩压达到 200mmHg 也没有什么感觉；而血压不高也可能出现头不舒服，如低血压、脑缺血、颈椎病、感冒等都会引发头晕、头痛等症状。

只要感到不舒服就盲目吃药，可能不仅达不到治疗效果，反而出现危险。所以，头不舒服了，不应该盲目猜测血压，而应该实际测量，在医生指导下服药。

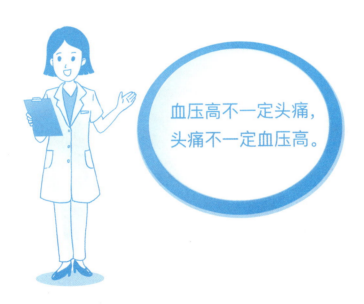

4）血压高就吃药，不高就停

有些患者吃药不规律，发现血压高就吃一次降压药，一测血压降下来了，就停服降压药，也不再测血压了。过些天测血压又高了，再吃降压药，

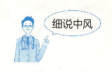

如此反反复复。

这种情况是要坚决避免的。使血压降下来是药物作用,药物很快代谢掉,不继续服药血压会再升回去,血压高低反复波动,会对身体造成更大的伤害。

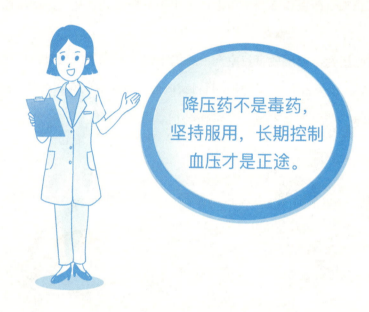

降压药不是毒药,坚持服用,长期控制血压才是正途。

5）减压方案不简单,综合评估遵医嘱

常有患者会问什么降压药最好,他们期待医生瞬间就给出答案。

实际上,这个问题对于医生来说没那么简单。医生需要问一大堆问题,比如,患高血压多久,血压最高到过多高,目前用药的名称和剂量,吃着这些药血压能降到多少,多久测一次血压,血压是否有波动,是否同时患有心脏病、肾病等其他疾病,等等。

想要认真负责地帮助患者降血压,医生必须要知道很多信息以综合考虑,甚至有时还要完善多种检查,否则无法获得安全可靠的治疗方案。

第6章 // 中风的危险因素及防治

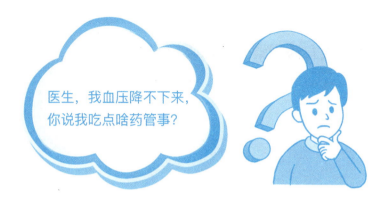

降压药没有好坏之分,只有适合与不适合之分,需要结合很多因素综合选择,并需要患者及家属积极配合医生监测血压来调整剂量。

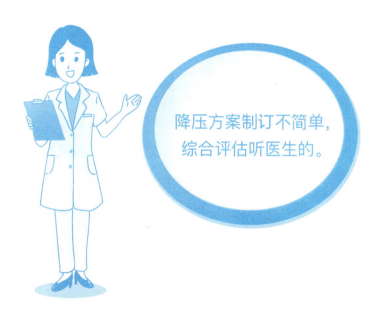

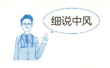

4 中风的危险因素——血脂异常

（1）血脂主要包含哪几项

血脂主要包含甘油三酯和胆固醇，而胆固醇又主要包括低密度脂蛋白胆固醇和高密度脂蛋白胆固醇等。低密度脂蛋白胆固醇就是我们通常所说的"坏"胆固醇，高密度脂蛋白胆固醇是我们通常所说的"好"胆固醇。

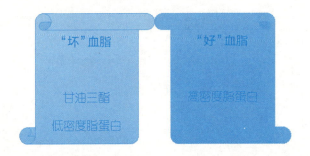

（2）什么是血脂异常

血脂异常是指一项或多项血脂指标异常，主要包括：血清总胆固醇升高、血清甘油三酯升高、血清低密度脂蛋白升高、血清高密度脂蛋白降低。

（3）"坏"胆固醇是造成动脉粥样硬化的元凶

"坏"胆固醇在血液中主要以低密度脂蛋白胆固醇的形式存在，其在血中水平越高，动脉粥样硬化的风险越大。当血管内皮损伤或血清胆固醇水平过高时，大量低密度脂蛋白胆固醇滞留于动脉内皮下，诱发一系列反应，最终形成粥样硬化斑块。

（4）"好"胆固醇可以保护血管

高密度脂蛋白具有逆转运胆固醇的作用，也就是说可以将动脉壁中多余的胆固醇直接或间接地转运到肝脏，然后分解代谢掉。所以与高密度脂蛋白相关的高密度脂蛋白胆固醇被认为是一种抗动脉粥样硬化的"好"胆固醇，俗称"血管清道夫"。

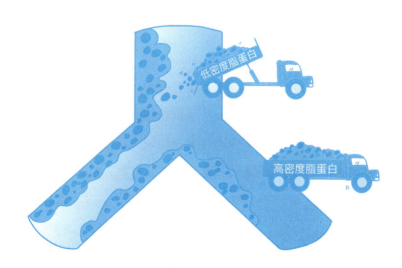

（5）引起血脂异常的主要原因有哪些

血脂异常可分为原发性血脂异常和继发性血脂异常，二者的病因不同。

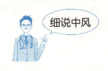
细说中风

原发性血脂异常是指非系统性疾病引起的血脂异常，病因往往与遗传因素或后天环境有关，临床上最为常见的是不良生活习惯所致的原发性血脂异常。原发性血脂异常的原因主要包括以下三方面。

饮食因素	原发性血脂异常大多数与饮食习惯密切相关，脂类和糖类摄入过多，或其他膳食成分长期摄入过量、膳食纤维摄入过少等，可加速血脂的合成
肥胖症	肥胖症常伴发高甘油三酯血症，部分患者胆固醇含量也可增高
遗传因素	有些患者饮食习惯健康，也不胖，但仍然存在明显的高脂血症。遗传因素可以通过多种机制引起血脂代谢异常，简单说就是这些人天生对脂质的代谢就不好

继发性血脂异常是指患者本身患有某些疾病，这些疾病会引起血脂异常。比如糖尿病、甲状腺功能减退、肾病综合征、肝病、痛风等。这种情况应该注意原发病的治疗，否则难以起到良好的降脂效果。

（6）血脂异常的饮食治疗

血脂异常，特别是血总胆固醇升高者，必须首先进行饮食治疗。即使服用降脂药物，也应以饮食治疗为基础，否则药物的疗效也将被无节制的饮食所降低。饮食治疗的主要内容是降低饱和脂肪酸及胆固醇的摄入量，控制总热量，增加体力活动来达到热量平衡，具体膳食控制方案如下：

食物类别	限制量（每日量）	选择品种	减少或避免品种
肉类	75克	瘦牛、羊肉，去皮禽肉，鱼	肥肉、加工肉制品（肉肠类）、鱼子、鱿鱼、动物内脏（肝、脑、肾、肺、胃、肠）
蛋类	每周3~4个	鸡蛋、鸭蛋的蛋清	蛋黄
奶类	250克	牛奶、酸奶	全脂奶粉、奶酪等奶制品
食用油	2平勺	花生油、菜籽油、豆油、葵花子油、色拉油、调和油、香油	棕榈油、猪油、牛羊油、奶油、鸡鸭油、黄油
糕点、甜食		建议不吃	建议不吃

（续表）

食物类别	限制量（每日量）	选择品种	减少或避免品种
糖类	1平勺	白糖、红糖	各种果糖
新鲜蔬菜	400~500克	深绿叶菜、红黄色菜蔬	
新鲜水果	50克	各种水果	加工果汁、加糖果味饮料
盐	半勺（5克）		黄酱、豆瓣酱、咸菜
谷类	500克(男)* 400克(女)*	米、面、杂粮	
豆制品	干豆30克（或豆腐150克、豆制品如豆腐干等45g）	黄豆、豆腐、豆浆	油豆腐、豆腐泡、素什锦

* 指脑力劳动或轻体力劳动，体重正常者；1平勺≈10克

（7）常见的降脂食品有哪些

大部分水果、蔬菜、谷类及豆类为低脂食品，并且不含胆固醇。下列食品具有良好的调脂作用。

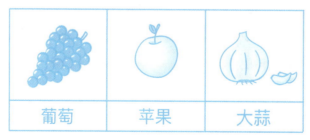

葡萄　　苹果　　大蒜

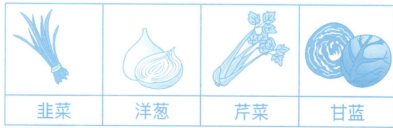

韭菜　　洋葱　　芹菜　　甘蓝

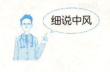

细说中风

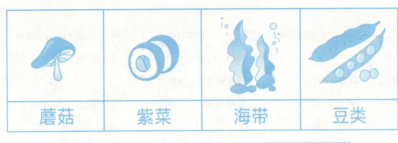

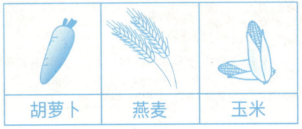

（8）血脂异常的药物治疗——他汀类药物

一般中风患者的调脂治疗，临床上会选用他汀类药物，比如阿托伐他汀、瑞舒伐他汀等。他汀类药物不仅具有良好的降低低密度脂蛋白胆固醇的作用，同时还具有稳定斑块、抗炎、保护血管内皮功能等作用，这些功效都能起到预防中风的作用。

第6章 // 中风的危险因素及防治

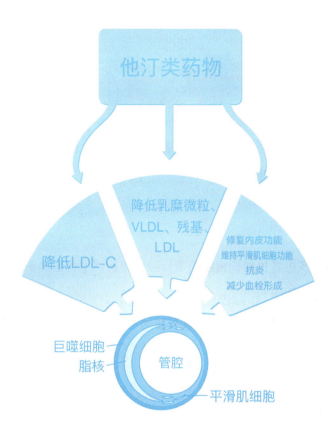

LDL-C：低密度脂蛋白胆固醇；VLDL：极低密度脂蛋白；LDL：低密度脂蛋白

（9）关于降脂治疗的相关疑问

1）血脂不高也要吃他汀类药物吗

经常会有患者拿着自己的化验单，指着血脂的检查结果问医生："为什么我血脂不高却还给我吃他汀类药物呢？"

有些患者的低密度脂蛋白胆固醇达到了正常人标准，但由于存在中风或者冠心病的风险，要求这项指标降得更低，所以需要服药进一步降脂治疗。

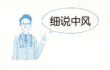

还有些中风患者虽然低密度脂蛋白胆固醇达到了更低水平,为什么也还要服用他汀类药物呢?

这是因为他汀类药物同时还具有稳定斑块、抗炎、保护血管内皮的功能,可以起到预防中风的作用。

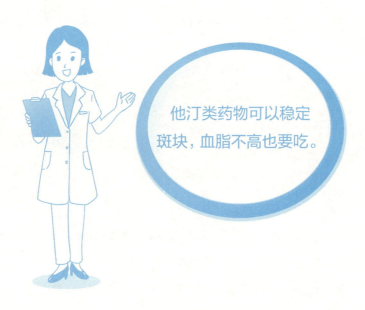

2）吃他汀类药物为什么要定期抽血复查

大多数人对他汀类药物的耐受性良好，副作用较轻且短暂，还是可以放心服用的。

临床上比较关注的他汀类药物副作用包括肝功能异常及肌病。

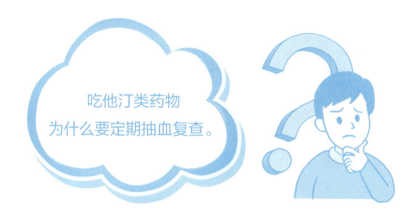

有大约不到3%的人服用他汀类药物后会发生肝功能异常（转氨酶升高）。这种肝功能异常通常呈剂量依赖性，也就是说服用药量越大，发生的概率越高，程度也越严重。发现肝功能异常后，继续服药、减量服药或停药肝功能可能会恢复至正常，但具体情况需要医生根据肝功能异常程度来决定。

肌病是他汀类药物的另一种副作用，包括肌痛、肌炎和横纹肌溶解，症状多表现为肌肉疼痛、无力等。虽然发生概率并不高，但严重时甚至可引起死亡。

所以患者服用他汀类药物后，一方面要关注是否存在肌肉疼痛、无力的症状，另一方面要遵医嘱做到定期复查肝功能、肌酶。这样才能及时发现问题，确定是否可以长期服用，或者需要减量甚至停药。

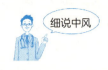

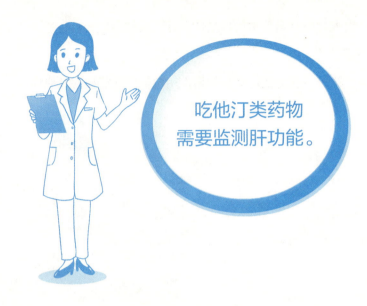

5 中风的危险因素——糖尿病

（1）糖尿病与中风

血液中糖（葡萄糖）的量被称为血糖，血糖值如果持续处于较高的水平，则被称为糖尿病。

糖尿病有很多慢性并发症，会侵袭人体各组织器官，主要包括大血管（心血管、脑血管、四肢大动脉尤其是下肢动脉）、微血管（肾血管、眼底血管和心肌血管等）、神经（自主神经和躯体神经）、皮肤以及骨关节等。当脑血管受到糖尿病的破坏，则会发生中风。

第6章 // 中风的危险因素及防治

有研究表明：

糖尿病患者患缺血性脑卒中的概率是非糖尿病患者的2倍。在一些反复发生缺血性脑卒中的患者中，10%～30%都患有糖尿病。

（2）糖尿病的分类

1型糖尿病	B细胞破坏，常导致胰岛素绝对缺乏。患者年龄一般小于30岁，容易发生糖尿病酮症，必须用胰岛素治疗。
2型糖尿病	从以胰岛素抵抗为主伴胰岛素分泌不足，到以胰岛素分泌不足为主伴胰岛素抵抗，是最常见的糖尿病类型，占糖尿病患者的90%以上，患者多为成年人，发病率随年龄的增长而升高。

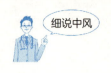
细说中风

（3）2型糖尿病的病因

1）肥胖

2型糖尿病的一个重要因素就是肥胖，吃高热量的食物和运动量的减少是引起肥胖的关键因素。

2）遗传因素

和1型糖尿病类似，2型糖尿病也有家族发病的特点，很可能与基因遗传有关。如果您的祖父母、父母或者兄弟姐妹患有此病，您就要小心了。

3）年龄

年龄也是2型糖尿病的发病因素，有一半左右的2型糖尿病患者在55岁以后发病。越是高龄，糖尿病的发生率越高。

（4）糖尿病的诊断

1）糖代谢分类

糖代谢分类	空腹血糖（mmol/L）	餐后2小时血糖（mmol/L）
正常血糖	<6.1	<7.8
空腹血糖受损	6.1~7.0	<7.8
糖耐量减低	<7.0	7.8~11.1
糖尿病	≥7.0	≥11.1

第6章 // 中风的危险因素及防治

2）糖尿病的诊断标准

糖尿病的诊断标准	静脉血浆葡萄糖（mmol/L）
1.有糖尿病症状（典型症状包括多饮、多尿和不明原因的体重下降）者，加上右侧3条中任意1条可诊断	1.随机血糖（指不考虑用餐时间，一天中任意时间的血糖）≥ 11.1 2.空腹血糖（指至少8小时没有进食）≥ 7.0 3.葡萄糖负荷后2小时血糖 ≥ 11.1
2、无糖尿病症状者，需另日重复测定血糖明确诊断	

（5）糖尿病的非药物治疗

糖尿病的非药物治疗主要包括严格控制肥胖与超重、糖尿病饮食治疗、糖尿病运动治疗，也就是我们常说的"管住嘴、迈开腿"。

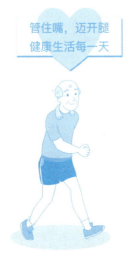

1）饮食方面

饮食规律，进餐定时定量，细嚼慢咽（控制进食速度、延长就餐时间，

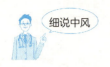
细说中风

建议为 20 ~ 30 分钟),注意进餐顺序(蔬菜—肉类—主食)。

饮食规律	进餐定时定量,细嚼慢咽(控制进食速度、延长就餐时间,建议为 20 ~ 30 分钟),注意进餐顺序(蔬菜—肉类—主食)。
主食	主食定量(每天不超过半斤),最好在医生或者营养师的帮助下,制订适合自己的主食量,最好不要吃粥。粗细搭配,搭配杂粮杂豆(如小米、燕麦、薏米、紫米、绿豆、红豆、黑豆),全谷物、杂豆类应占主食的1/3。
蛋白	每天摄入足够的奶类豆类,保证每日300克液态奶或相当量奶制品的摄入,每天摄入豆浆、豆干、豆腐等大豆制品。
蔬菜	多吃蔬菜,种类、颜色要多样,每天300 ~ 500克新鲜蔬菜(生重),其中深色蔬菜(如绿色的叶子菜、橙色的胡萝卜、紫色的甘蓝、红色的番茄等)占一半以上,土豆、山药、黄南瓜等淀粉多的蔬菜算入主食,水果适量。 常吃鱼虾蟹贝及禽肉,猪牛羊等畜肉要适量摄入,尽量少吃肥肉,每周不超过4个鸡蛋(或每两天1个鸡蛋),腊肉、香肠、烤肉等烟熏、腌制、烘烤等肉类制品要少吃。
烹饪方法	使用蒸煮炖焯等烹饪方式,少油少盐清淡饮食。
饮水	保证每日饮水量为1500 ~ 1700毫升,尽量避免含糖软饮料,白开水、淡茶为推荐。
监测	定期请营养(医)师制定适合自己的营养指导,至少每年4次,按指导执行,养成良好的饮食习惯。

2)运动方面

运动能提高身体对胰岛素的敏感性,增强胰岛素和受体的亲和力,能增加肌肉对葡萄糖的利用,有效地改善糖代谢,达到降糖的目的;而且运动也有助于控制体重,所以规律的运动是必须的。

需要注意的是,运动强度宜适中,可以选择快步走、慢跑、游泳、打太极拳等。一般来说以身体微微出汗为度,注意运动后第二天的疲劳症状,以判断运动方式和运动量是否适宜。不要空腹或半空腹运动,选择在餐后休息半小时到1小时之后再出去运动比较适宜。运动时间不要过长,以每次 20 ~ 60 分钟为佳,循序渐进。随身应携带糖块和水,避免出现低血糖症状,尤其是刚开始运动的患者。在运动中若出现严重的疲劳、头晕、眼花等情况应立即停止运动,注意休息。运动后不要大量进食。

（6）糖尿病的药物治疗

当饮食控制及适当运动、控制体重后，血糖仍不能得到有效控制，就是时候启动药物治疗了。当然，这时候饮食控制及适当运动、控制体重仍需坚持，否则药物治疗很可能也达不到理想疗效。

大家都知道，药物治疗包括口服药物治疗和皮下注射胰岛素治疗，具体药物的选择及剂量的确定需在医生的指导下进行。

在这里需要重点提示的是，请不要相信那些号称自己是"纯食材""纯中药"的降糖保健品，尤其是那些违法的三无产品！

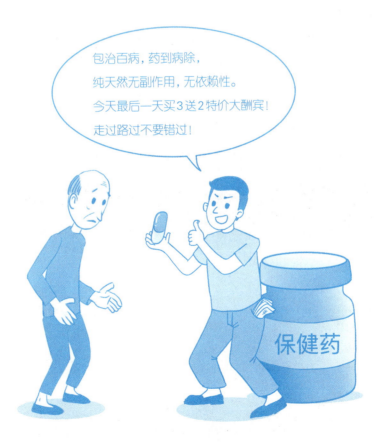

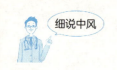
细说中风

曾有患者口服某种降糖保健品,确实有出乎意料的降糖效果,遂坚持服用。但不久就出现了严重的低血糖反应,送来医院连续输了几天葡萄糖都无法纠正低血糖。原来是因为这种保健品里加入了某种西药,而这种西药虽然降糖力量强大,但早就被证实会造成严重的、难以纠正的低血糖反应,已被淘汰,禁止在市面上流通。

(7) 血糖的自我监测

血糖的自我监测是指导血糖控制达标的重要措施,也是减少低血糖反应风险的重要手段。

让医生调整降糖药物,请认真记录填写血糖监测表。如果医生不了解血糖水平,是没有办法给出一个合格的降糖方案的。

建议每个糖尿病患者都有一张类似下表的血糖监测表,将自己监测的血糖值填到相应的格子里。只测1次是没用的,血糖受饮食及运动的影响很大,要连续多测几次,才能找到血糖变化的规律,从而判断血糖控制情况。

日期	目前用药	晨起空腹血糖	早餐后2小时	午餐前	午餐后2小时	晚餐前	晚餐后2小时	睡前	备注
1.1									
1.2									
1.3									
1.4									
1.5									
1.6									
1.7									

(8) 切忌饮食、运动不规律

其实很多糖尿病患者都知道要控制饭量、适当运动，但却常常忽略更为重要的一点，那就是进餐及运动的规律性。

有的人因为降糖心切，连续饿几天，之后难以坚持，再暴饮暴食几天；也有人碰到喜欢吃的就多吃一些，不喜欢吃的就少吃一些；还有人的运动量忽多忽少。这些做法都是不对的，势必会造成血糖波动不稳。

比起血糖平稳处于高值，血糖波动不稳时的用药方法和剂量难以确定，处理起来更为棘手。

6　中风的危险因素——心房颤动

（1）什么是心房颤动

心房颤动简称房颤，是一种很常见的心律失常。

心脏由心房和心室构成，颤的意思就是颤动。所以，简单一点说，房颤就是心房不能规律跳动了，乱颤、"哆嗦"。房颤患者的心律是没有规律的，心跳时快时慢，每两次心跳之间的相隔时间都是不相等的。

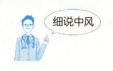 细说中风

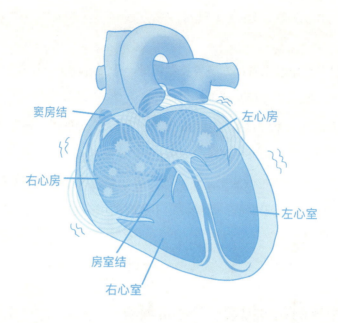

（2）为什么会发生心房颤动

在心房上面，有一个地方叫窦房结，它是心脏的总指挥官，发号施令，命令心脏多久跳一次。

一般情况下，窦房结发出的命令都很准确、很有规律性（安静状态下每分钟60～100次），且命令间隔的时间相等，这样心脏就能规律地跳动了。

但是在有些情况下，窦房结出故障了，发不出命令，心房上其他的一些地方替代窦房结发出命令，我们称这些地方为异位起搏点。异位起搏点发出的命令混乱且不规律，心房就会跟着乱颤、不能规律跳动了。

也有些时候，并不是窦房结本身出了故障，而是其他一些疾病促使心房上出现异位起搏点乱发命令，如风湿性心脏病、冠心病、心肌梗死、心力衰竭、甲状腺功能亢进、高血压、严重感染等。还有一些时候，会出现不明原

因导致的心房颤动，被称之为孤立性心房颤动或特发性心房颤动。

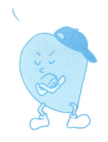
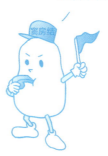

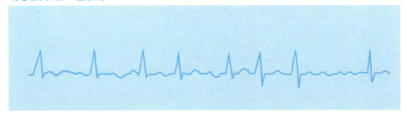

房颤心电图

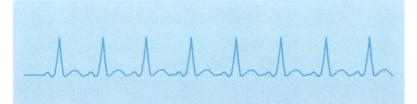

正常心电图

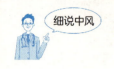

细说中风

（3）心房颤动与中风

心房颤动的常见并发症就是中风。

当心房无节律地颤动时，心房内的血液不能被完全排出去，部分血液会淤滞在心房内，时间久了容易形成血栓，称为心源性栓子。心源性栓子一旦脱落，便可能顺着血流堵塞脑血管，从而造成中风。心源性栓子一般个头较大，且容易反复脱落，造成的中风往往症状重，容易反复。

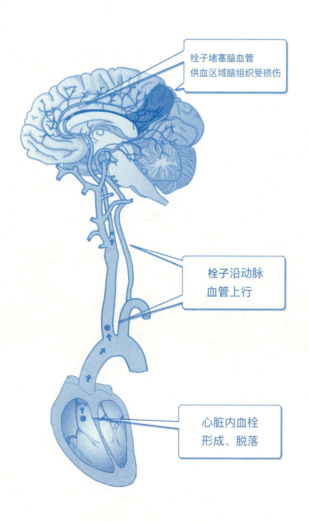

（4）心房颤动的治疗

有些心房颤动是可以通过药物治疗、射频消融等手段治愈的，所以一旦发现心房颤动，请及时前往医院就诊，争取治疗时机。

当然，临床上还有很多患者的心房颤动并不能治愈。这种情况下就要警惕引发中风。

大量临床试验都证明了心房颤动患者抗凝治疗的重要性。多数情况下，如无禁忌证，应服用抗凝药预防中风。比较常用的抗凝药包括华法林、达比加群、利伐沙班等。

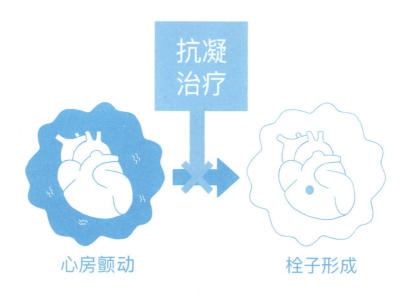

（5）抗凝药的利弊

抗凝药是一把双刃剑，可以防止心脏内淤滞的血液形成栓子，预防中

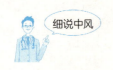

细说中风

风,这叫作利或者获益;同时也可以造成脑出血、消化道出血等出血疾病,这叫作弊或者风险。利与弊、获益与风险始终是并存的。心房颤动患者必须在医生的协助下评估中风的风险和服用抗凝药的出血风险,权衡利弊,以选择是否进行抗凝治疗。

服用抗凝药期间,请谨遵医嘱,定期复查凝血功能,切莫大意。还需要关注是否存在出血倾向,如反复出现鼻出血、牙龈出血,皮下是否出现大片瘀斑,大便是否带有鲜血或颜色发黑。如发现有出血倾向,请及时咨询医生。

7 中风的危险因素——肥胖

(1) 胖子的悲剧

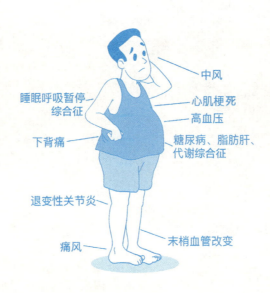

肥胖的并发症

据世界卫生组织的报告，肥胖者发生相关疾病或症状的相对危险度如下：

危险程度	相关疾病或症状
危险性显著增高（患病率是非肥胖者的3倍以上）	2型糖尿病、胆囊疾病、血脂异常、胰岛素抵抗、睡眠呼吸暂停综合征
危险性中等增高（患病率是非肥胖者的2～3倍）	冠心病、高血压、骨关节病、高尿酸血症和痛风、脂肪肝
危险性稍增高（患病率是非肥胖者的1～2倍）	女性绝经后乳腺癌、子宫内膜癌、男性前列腺癌、结肠直肠癌、生殖激素异常、多囊卵巢综合征、生育功能受损、背下部疼痛、麻醉并发症

由上表可见，肥胖与2型糖尿病、血脂异常、高血压等均有明显关联性，而这些都是中风的危险因素；所以如果想要预防中风，解决肥胖问题很重要。

（2）肥胖的标准

1）体重指数

目前判断体重超重和肥胖临床最为常用的指标是体重指数（BMI）。

BMI=体重（千克）/身高（米）的平方。BMI≥24为超重，BMI≥28为肥胖。一个体重67千克的人，身高是1.6米，他的体重指数就是$67 \div 1.6^2 = 26.171875$。他已经超重了，但还没有到达肥胖的程度。

测量体重时应当空腹、脱鞋、只穿轻薄的衣物，测量身高时应直立，双脚后跟并拢。

2）腹部脂肪过多

腹部脂肪过多（即中心性肥胖或腹型肥胖）比周围脂肪（如臀部和四肢

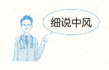

脂肪）过多对健康的危害更大。腰围是评估腹部脂肪是否过多的最简单实用的指标。男性腰围≥85厘米、女性腰围≥80厘米为腹型肥胖。

体重指数（BMI）

$$BMI=体重(kg)÷身高^2(m)$$

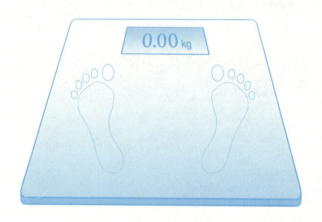

腰围测量时要注意，取直立位，双脚分开30～40厘米，用一根没有弹性的软尺放在右侧腋中线胯骨上缘与第12肋骨下缘的中点水平（通常是腰部最窄的部位）测量，在呼气末时测量。

（3）少吃、多运动——减肥的不二法门

少吃就是要控制饮食。控制饮食主要从减少饮食量及合理选择饮食种类两方面进行。饮食量要减少，同时要注意各种营养均衡搭配，控制糖分及脂肪的摄入。进食应有规律，不主张漏餐，不吃主食的方法也是不可取的。漏餐或者不吃主食可能导致低血糖，而低血糖会导致饥饿感增加，下一次进食

的食物量加大或者吸收增加，不利于减肥且不利于健康。

运动减肥不仅能减去多余的脂肪，还能使运动者的蛋白质增加，也就是可以长肌肉。运动不光可以使人变瘦，还可以使人变得结实、健康。但需要注意的是，切莫好高骛远，持之以恒是关键。

（4）药物减肥

医院是有减肥药的，但一般需要满足以下条件才会考虑使用：体重指数≥24，合并存在食欲旺盛、餐前饥饿难忍、每餐进食量较多；合并高血糖、高血压、血脂异常和脂肪肝；合并负重关节疼痛；肥胖引起呼吸困难或有睡眠呼吸暂停综合征。体重指数≥28，经过3~6个月单纯控制饮食和增加活动量仍不能减重5%，甚至体重仍有上升趋势者。

长期用药可能产生药物副作用和耐药性，因此选择药物治疗应十分慎重，要在医生指导下应用。

8 中风的危险因素——不良生活习惯

（1）吸烟，吸掉的是健康

1）香烟的成分

香烟中含有4000多种有害物质，如尼古丁、烟焦油、一氧化碳、甲醛、亚硝胺、砷、铅等，可分为以下四大类。

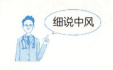

尼古丁：尼古丁进入人体后会使肢体末梢血管收缩、心跳加快、血压上升、呼吸变快、精神状况改变（变得情绪稳定或情绪兴奋），并促进血小板聚集（使血液变得容易凝结），是造成血管阻塞、高血压、中风的帮凶。

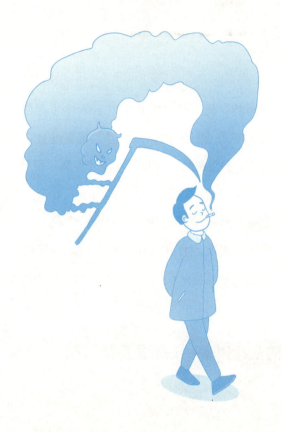

一氧化碳：一氧化碳与红细胞的结合力为氧与红细胞结合力的210倍。一氧化碳被吸入人体后，红细胞输送氧气的能力降低，使体内的慢性缺氧持续较长时间。俗称的"煤气中毒"主要是指一氧化碳中毒，从某种角度讲，吸烟也是一种慢性的"煤气中毒"。

刺激性物质：这些物质不仅会刺激眼睛、鼻腔、咽喉，还会刺激支气管黏膜，导致急慢性支气管炎。

致癌物质：尼古丁就是公认的致癌物质，除尼古丁外，香烟内还有其他40多种致癌物质。

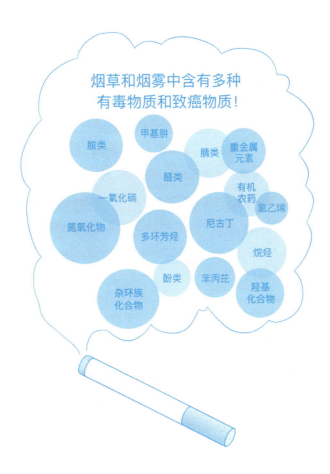

2）吸烟的危害

多项研究表明，吸烟是非常重要的中风危险因素，仅次于年龄和高血压。世界卫生组织认为，吸烟是引发疾病和死亡的第一可预防病因。

有资料表明，吸烟者的肺癌发病率比不吸烟者高 10～20 倍，喉癌的发

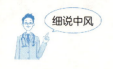

病率高 6～10 倍，气管炎的发病率高 2～8 倍，冠心病的发病率高 2～3 倍，中风的发病率高 2～3.5 倍，如果吸烟者同时患有高血压，中风的危险性升高近 20 倍。吸烟还会加速机体的衰老速度。

吸烟可引发的疾病如下：

心脑血管疾病	吸烟与冠心病、高血压、猝死、血栓闭塞性脉管炎的发病高度相关，显著增加中风的风险。吸烟促使血液处于高凝状态，可引起血管栓塞事件猝发。吸烟可损伤脑细胞、损害记忆力、影响对问题的思考，引起精神紊乱等
呼吸系统疾病	支气管炎、肺气肿、慢性肺源性心脏病和肺癌等
消化系统疾病	消化性溃疡、慢性胃炎、食管癌、慢性结肠病变、胰腺癌和胃癌等
内分泌	冠心病、高血压、骨关节病、高尿酸血症、痛风和脂肪肝等
疾病	每日吸烟 20 支，可使糖尿病风险升高 1 倍，吸烟也可诱发甲状腺疾病
口腔疾病	唇癌、口腔癌、口腔白斑、白色念珠菌感染、口腔异味等
眼科疾病	中毒性视神经病变、视觉适应性减退、黄斑变性、白内障等

3）吸烟破坏血管

吸烟会损伤血管内皮细胞，破坏血管内膜屏障的保护作用，可以说是许多心脑血管疾病的开始。损伤的血管内膜会引起局部炎症反应，受损的血管内皮细胞及随之聚集而来的血小板和巨噬细胞等，还会大量分泌有害物质，刺激内皮细胞和平滑肌细胞异常增生，导致血管内膜增厚、斑块形成，使血管变窄。

吸烟可以降低脂质斑块的稳定性。也就是说，吸烟可以使血管内壁的粥样硬化斑块更容易脱落，斑块脱落后进入脑血管造成血管堵塞则会引发中风。吸烟者吃再多他汀类药物稳定斑块也很难起到理想作用。

吸烟可使血小板及凝血功能异常激活，会引起血脂异常。用老百姓的话讲，就是使血"变黏稠"了。

吸烟还会引起血液流变异常，导致血管痉挛。

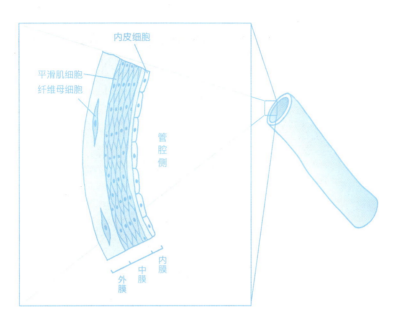

血管壁结构示意图

4）戒烟从来不晚

就算今天戒烟也不算晚，早戒比晚戒好，戒比不戒好。

有研究结果表明，各个时期戒烟均有益处。戒烟2～12周后，循环系统和呼吸得到改善；戒烟数个月后，咳嗽、胸闷、气短等症状明显改善，呼吸道感染概率降低；戒烟1年后，患早期冠心病的风险将比不吸烟时降低一半；戒烟5年后，发生脑卒中的概率和不吸烟者相当；戒烟10年后，生活质量和不吸烟者相当，肺癌的病死率是吸烟者的一半。

（2）饮酒，越少越好

酒精能促发血小板聚集、促进凝血反应，引起脑血管痉挛，过量饮酒

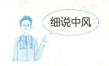

会导致高血压、中风、心肌梗死等,目前的建议是饮酒越少越好,最好不喝。如果一定要喝的话,男性酒精摄入量不超过每日 30 克,即葡萄酒小于 100～150 毫升,或啤酒小于 250～500 毫升,或白酒小于 25～50 毫升(半两到 1 两),女性减半。在酒类选择方面,建议饮少量葡萄酒,不建议饮高度烈性酒,不建议饮白酒。

拒绝酗酒

(3) 请珍惜睡眠时间

当今社会,很多人处于快节奏的生活状态中,总觉得时间不够用,转而向睡眠要时间。更有甚者,该睡觉时不睡觉,沉迷于手机不能自拔。殊不知,这会造成很多健康问题。睡眠不足可引发血压升高、抑郁症、糖尿病、肥胖、中风、心脏病、猝死等。请尽您所能,珍惜睡眠时间,保证充足的睡眠。

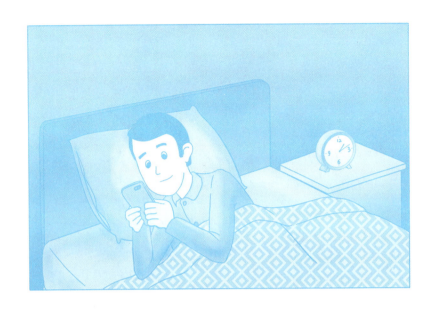

9 中风的危险因素——精神心理因素

合理膳食、适量运动、戒烟限酒、心理平衡被称为健康的四大基石,而心理平衡的重要性要超过前三大基石的总和。

有研究证明,65%～90%的疾病与心理压抑感有关。还有人发现,中风的患者大多具有"A型性格"。"A型性格"与A型血没有关系,而是"过于讨厌失败、性格急、好胜心过强"的意思。

在日常生活中,要注意随时调节心理,保持健康的心态,热爱生活,积极工作,对自己不苛求,对亲人的要求不要过高,不要处处与人争斗,学会适当让步、与人倾诉,对人多表示善意,助人为乐,在生活当中适当娱乐,适时放松。

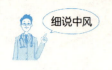 细说中风

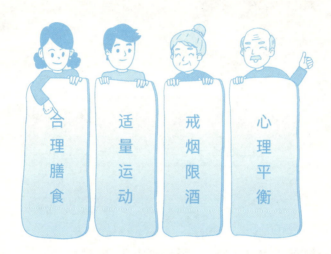

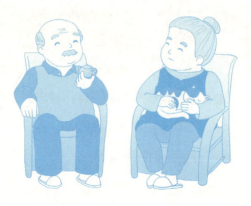

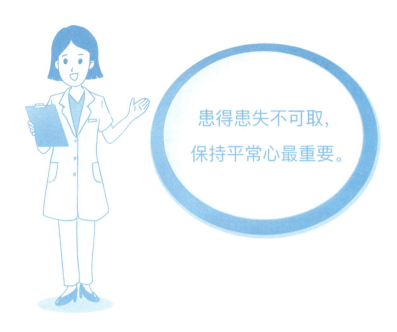

10 中风的危险因素——难以干预的危险因素

中风还有很多难以干预的危险因素,要学会正视它们,不必过于介怀。这样的危险因素越多,就越要警惕中风,就越应该努力地去改善那些可干预的危险因素,做到尽人事、听天命即可。

(1) 年龄

中风的发生和年龄有密切的关系,随着年龄的增长,中风的发病率与死

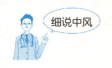
细说中风

亡率直线上升。

近年来随着生活节奏的加快，很多人不注意生活方式，工作劳累、心理压力过重、精神紧张、吸烟、酗酒、暴饮暴食，患中风的年轻人越来越多。

（2）性别

有研究证明，我国中风的发病率及复发率男性均高于女性。

（3）种族

中风的发病率存在种族差异，在同一地区不同种族的发病率可有明显差异。如在美国的同一区域，黑人的中风发病率高于白人，我国汉族人群中风的发病率高于少数民族。

（4）地理及气候因素

不同的地理位置，中风的患病率不同。我国中风的发病率从南至北，逐渐增高，华南、西南地区显著低于全国平均水平，东北地区发病率最高。

气候的变化也与中风的发病相关。如季节交替、气温骤变的时候，中风的发病率就会明显上升，这也是临床工作中收治中风患者的旺季。

（6）遗传因素

中风的患病率与遗传因素相关。父母或者祖父母等亲属中有人患有此病者，发病概率就会更大一些。